Archives of Oto-Rhino-Laryngology
Archiv für Ohren-, Nasen- und Kehlkopfheilkunde
Supplement 1986/I

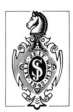

Verhandlungsbericht 1986

der Deutschen Gesellschaft
für Hals-Nasen-Ohrenheilkunde,
Kopf- und Hals-Chirurgie

Teil I: Referate

Schriftleitung W. Becker und H. Rudert
Herausgeber J. Helms

Mit 17 Abbildungen und 8 Tabellen

Springer-Verlag
Berlin Heidelberg New York Tokyo

Prof. Dr. med. Walter Becker,
Geschäftsstelle der Deutschen Gesellschaft für HNO-Heilkunde,
Celsiusstr. 54, 5300 Bonn 1

Prof. Dr. med. Jan Helms, Universitäts-HNO-Klinik,
Langenbeckstr. 1, 6500 Mainz

Prof. Dr. med. Heinrich Rudert, Universitäts-HNO-Klinik,
Hospitalstr. 20, 2300 Kiel

ISBN 3-540-16375-1 Springer-Verlag Berlin Heidelberg New York Tokyo
ISBN 0-387-16375-1 Springer-Verlag New York Heidelberg Berlin Tokyo

CIP-Kurztitelaufnahme der Deutschen Bibliothek:

Deutsche Gesellschaft für Hals-Nasen-Ohren-Heilkunde, Kopf- und Hals-Chirurgie:
Verhandlungsbericht ... der Deutschen Gesellschaft für Hals-Nasen-Ohren-Heilkunde.
Kopf- und Hals-Chirurgie.
Berlin; Heidelberg; New York; Tokyo: Springer.
Früher mit d. Erscheinungsorten Berlin, Heidelberg, New York
1986.
Teil 1. Referate. – 1986. (Archives of oto-rhino-laryngology: Supplement; 1986,1)
ISBN 3-540-16375-1   (Berlin ...)
ISBN 0-387-16375-1   (New York ...)
NE: Archives of oto-rhino-laryngology / Supplement

Satz, Druck- und Bindearbeiten: Brühlsche Universitätsdruckerei, Gießen
2122/3130-543210

Inhaltsverzeichnis

Archives of
Oto-Rhino-Laryngology

Pathohistologie der Halslymphknoten

K. Lennert

Klinikum der Christian-Albrechts-Universität Kiel
Institut für Pathologie, Abt. Allgemeine Pathologie u. Pathologische Anatomie
(Dir. Prof. Dr. Dr. h.c. K. Lennert)
Hospitalstraße 42, 2300 Kiel, FRG

Inhaltsverzeichnis

I. Einleitung

Als wir – W. Becker und K. Lennert – zum Kongreß der deutschen HNO-Ärzte 1963 eine Übersicht über die Klinik und Pathologie der Halslymphknoten vorlegten, wußte man noch nichts von T- und B-Lymphocyten und nichts von einer Transformation kleiner Lymphocyten in große Blasten (Immunoblasten). Es fehlte daher die Dynamik, die heute jeder Betrachtung lymphatischer Reaktionen und Neoplasien eignet oder zumindest eignen sollte.

Die Fülle dessen, was die experimentelle Immunologie zum Verständnis der Lymphknotenerkrankungen beigetragen hat, hier auch nur andeutungsweise aufzuführen, würde den Rahmen meines Referates sprengen. Ich kann nur auf einige elementare Tatsachen skizzenhaft hinweisen. Dies soll in einem ersten kurzen Kapitel geschehen, in dem ich anhand des früheren Referates die einzelnen Lymphknotenreaktionen im Rahmen der unspezifischen Lymphadenitis rekapituliere und entsprechend unserem heutigen immunologischen Verständnis interpretiere.

In einem zweiten, ebenso kurzen Kapitel füge ich zu den „spezifischen" Lymphadenitiden der früheren Darstellung zwei neuentdeckte Lymphadenitiden hinzu, die ganz überwiegend im Halsbereich auftreten.

In dem dritten Kapitel ist der Morbus Hodgkin neu darzustellen. Es wird sich jedoch zeigen, daß die inzwischen eingeführte Rye-Klassifikation bereits wieder in Frage gestellt wird und ein neues immunologisches Konzept des Morbus Hodgkin am Horizont erscheint.

In einem vierten Kapitel müssen die Non-Hodgkin-Lymphome abgehandelt werden, die in den letzten 15 Jahren ganz im Blickpunkt der Forschung standen und zu kontroversen Diskussionen führten. Hier werden wir auch eine kurze schematische Darstellung der verschiedenen Zelltypen des Lymphknotens geben als Ergänzung zu den mehr histologischen Betrachtungen des ersten Kapitels. Wir werden die Non-Hodgkin-Lymphome nach der Kiel-Klassifikation darstellen, die neben der Klassifikation von Lukes u. Collins die einzige immunologisch definierte Klassifikation ist. Sie beruht somit nicht auf subjektiven Eindrücken und Ansichten, sondern ist durch naturwissenschaftliche Methoden erhärtet.

Ein fünftes Kapitel handelt von retikulocytären Neubildungen, die im Gegensatz zu früher nur noch eine bescheidene Minderheit der malignen Erkrankungen des lymphoretikulären Gewebes darstellen.

Schließlich ist im sechsten Kapitel ein kurzer Nachtrag zu den Tumormetastasen der Halslymphknoten anzufügen.

II. „Unspezifische Lymphadenitis" einschließlich reaktive Hyperplasie

Wie 1963 müssen auch jetzt einige *normalhistologische Vorbemerkungen* vorangestellt werden (s. Müller-Hermelink u. Lennert 1978; Nieuwenhuis u. Lennert 1980). Es hat sich zwar nicht die Morphologie geändert, aber wir müssen überkommene Strukturen neu interpretieren und durch neue Befunde auf immunhistochemischem und elektronenmikroskopischem Bereich ergänzen.

1963 konnten wir die Lymphknotenstruktur am besten mit der Adenosintriphosphatase-Reaktion sichtbar machen, heute wenden wir monoklonale Antikörper an, um die Zellen des B- und T-Lymphocytensystems darzustellen. Dabei zeigt es sich, daß die Primär- und Sekundärfollikel dem B-Zellensystem, die Tertiärfollikel dem T-Zellensystem zugeordnet werden müssen, letztere werden daher nunmehr T-Knötchen genannt. Die Pulpa besteht im parakortikalen Bereich vorwiegend aus T-Lymphocyten, weshalb dieser Bereich – samt den hier gelegenen T-Knötchen – auch als T-Zone bezeichnet wird. Hier erfolgt die Rezirkulation der B- und vor allem der T-Lymphocyten, sowie die Einwanderung von Monocyten.

Die Zellen der Keimzentren wurden umbenannt. Statt Germinoblasten nennt man die basophilen Vorstufen nunmehr Centroblasten, statt Germinocyten bezeichnet man die kleinen, nicht basophilen Zellen, Centrocyten.

Eine wichtige neue Erkenntnis betrifft die Retikulumzellen. Neben den lange bekannten histiocytären Retikulumzellen (Makrophagen) sind zwei Zelltypen neu erkannt worden: die dendritische Retikulumzelle (follikuläre dendritische Zelle) in den Primär- und Sekundärfollikeln und die interdigitierende Retikulumzelle (interdigitierende Zelle, dendritische Zelle) in den T-Regionen, besonders den T-Knoten (s. S. 38).

Auch bei den einzelnen *Teilerscheinungen* der „unspezifischen Lymphadenitis" hat sich im wesentlichen die Interpretation geändert. Die follikuläre lymphatische Hyperplasie und die Plasmazellenhyperplasie sind als B-Zellenreaktionen aufzufassen, die Stammzellhyperplasie wird nun immunoblastische Hyperplasie genannt und kommt in zwei Varianten vor: einmal wird sie als reine T-immunoblastische Hyperplasie (die eigentliche Stammzellhyperplasie unserer früheren Definition) beobachtet. Sie tritt häufig bei Virusinfektionen oder bei Hyperimmunreaktion vom verzögerten Typ auf. Zum zweiten tritt sie als Gemisch von T- und B-Immunoblasten in Erscheinung. Diese zweite Möglichkeit haben wir früher als bunte Pulpahyperplasie bezeichnet; denn man findet neben den großen basophilen Blasten auch zahlreiche Übergangsformen verschiedener Größen. Sie reichen von kleinen Lymphocyten bis zu Immunoblasten und von Immunoblasten bis zu Plasmazellen. Dieses bunte Zellgemisch ist typisch für die „Lymphadenitiden mit Blutbildveränderungen", nämlich für die infektiöse Mononukleose (Pfeiffer'sches Drüsenfieber) und Röteln. Beide Lymphadenitiden sind heute gut zu verstehen aufgrund virologischer und zellbiologischer Studien. Die infektiöse Mononukleose wird durch Epstein-Barr-Viren hervorgerufen. Die Epstein-Barr-Viren infizieren die B-Lymphocyten und führen zu kontinuierlicher Transformation in B-Immunoblasten, aus denen dann Plasmazellen entstehen. Gegen diese B-Zellproliferationen erfolgt eine Gegenreaktion von cytotoxischen (NK-Zellen), erkennbar an den Blutbildveränderungen der infektiösen Mononukleose. Die bunte Pulpahyperplasie besteht also aus stimulierten und transformierten B-Lymphocyten sowie aus T-Zellen verschiedener Größe (s. Lennert et al. 1981).

Zu den Sinusreaktionen ist zu bemerken, daß die sog. unreife Sinushistiocytose heute als eine spezielle Reaktion des B-Lymphocytensystems aufzufassen ist (Stein et al. 1984). Wir sind jedoch weit entfernt davon zu wissen, was diese Reaktion bedeutet.

Epitheloidzellen entstehen nach unseren heutigen Kenntnissen aus eingewanderten Monocyten unter dem Einfluß von T-Helferzellen. Die Epitheloidzellen sind offenbar kaum noch der Phagocytose fähig, ihre Hauptfunktion dürfte in der Sekretion von Monokinen verschiedenster Art bestehen.

III. „Spezifische Lymphadenitiden"

Es gilt auch heute noch der Satz, daß keine Reaktion des Lymphknotens auf bestimmte Erreger im strengen Wortsinne spezifisch ist – spezifisch allein ist der Erregernachweis –, man kann jedoch aus einer Reihe von reaktiven Lymphknotenveränderungen mit einiger Wahrscheinlichkeit auf die Ursachen schließen. Wieder andere Lymphadenitiden zeigen ein charakteristisches morphologisches Bild, die Ätiologie ist jedoch offen, ja sie ist wahrscheinlich noch nicht einmal einheitlich. Es könnte sich um eine „Reaktionskrankheit" eines bestimmten pathogenetischen Prinzips, nicht eines bestimmten kausalen Agens handeln. Zwei derartige Lymphknotenveränderungen fügen wir den früher dargestellten „spezifischen" Lymphadenitiden hinzu: die Kikuchi-Lymphadenitis und das Rosai-Dorfman-Syndrom.

1. Histiocytäre nekrotisierende Lymphadenitis Kikuchi

Im Jahre 1972 haben Kikuchi und Fujimoto eine spezielle Lymphadenitis in Japan beschrieben, die Kukuchi auch im Untersuchungsgut des Kieler Lymphknotenregisters identifizieren konnte. Die hierbei entdeckten Fälle wurden von Pileri et al. (1982) dargestellt.

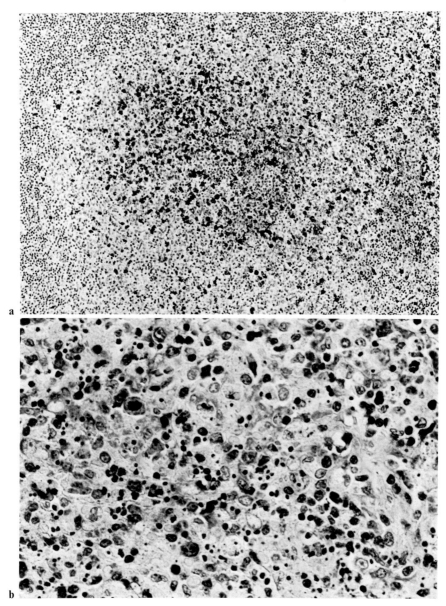

Abb. 1 a, b. Kikuchi-Lymphadenitis. **a** Nekrose im Zentrum. Hier zahlreiche durch Lysozymreaktion schwarz dargestellte große Zellen. Lysozym, 32 ×. **b** Nekrotischer Bereich. Zahlreiche Pyknosen und Kerntrümmer. HE, 400 ×

Histologisch sieht man unregelmäßige Nekrosen in den T-Regionen der vergrößerten Lymphknoten. Diese Nekrosen sind meist reich an pyknotischen Zellen und Kerntrümmern. Die untergehenden Zellen stammen wohl zum größten Teil von plasmocytoiden T-Zellen ab, die in den hyperplastischen T-Regionen als große Herde in Erscheinung treten (Feller et al. 1983). Die Chloracetat-Esterase-Reaktion zeigt, daß die Kerntrümmer im wesentlichen nicht aus Granulocyten stammen im Gegensatz zu nekrotisierenden Lymphadenitiden beim Lupus erythematodes und bei anderen Grundkrankheiten. Die pyknotischen Zellen und Kerntrümmer werden von stark vermehrten Makrophagen aufgenommen (Abbildung 1). Die B-Areale (Follikel) reagieren offensichtlich nicht mit, die Follikel sind entsprechend klein und zeigen keine Keimzentrumsreaktion. Die Erkrankung betrifft ganz überwiegend Halslymphknoten und heilt – wohl ohne wesentliche Vernarbung – in wenigen Wochen ab.

2. Lymphadenitis mit massiver hämophagocytischer Sinushistiocytose („Sinushistiocytose mit massiver Lymphadenopathie Rosai-Dorfman")

Im Jahre 1969 beschrieben Rosai u. Dorfman eine angeblich neue, klinisch-pathologische Entität als "sinushistiocytosis with massive lymphadenopathy". Sie war in Deutschland u.a. bei Rhinosklerom (Lennert 1961) und von mehreren französischen Autoren in Afrika beschrieben worden. Die Erkrankung beginnt fast immer in den Halslymphknoten. Sie ist nicht auf Lymphknoten beschränkt, sondern kommt primär auch an anderer Stelle, z.B. den Augenlidern oder der Mundrachenschleimhaut, vor. Betroffen sind vorwiegend Kinder und junge Er-

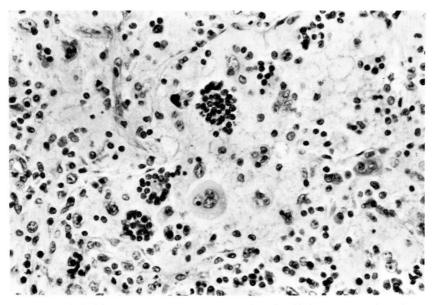

Abb. 2. Lymphadenitis mit massiver hämophagocytischer Sinushistiocytose (Rosai-Dorfman). Drei Makrophagen mit stärkster Lymphophagie in Sinus. HE, 350 ×

wachsene. Der Verlauf erstreckt sich oft über viele Jahre. Weniger als 10% der Patienten sterben schließlich, u. a. an ungewöhnlichen Infektionen. Maligne Umwandlung ist nicht bekannt.

Histologisch ist die Lymphknotenstruktur weitgehend erhalten, es fallen jedoch maximal erweiterte Sinus auf. Sie liegen zwischen atrophischen T-Arealen und wenig entwickelten Follikeln. In den Sinus sieht man reichlich Makrophagen, die hochgradig vergrößert sein können und eine starke Hämophagie (besonders Phagocytose von Lymphocyten!) aufweisen (Abbildung 2). Die Makrophagen stellen sich mit dem monoklonalen Antikörper S-100 positiv dar (Variakojis, pers. Mitteilung). Obwohl die Sinusmakrophagen oft stark vakuolisiert sind und daher verdächtig auf Fettablagerungen sind, läßt sich histochemisch meist kein Fett in den Sinuszellen nachweisen. Die Pulpa zeigt eine starke Plasmocytose.

IV. Hodgkin-Lymphome („Lymphogranulomatose")

Im Jahre 1963 war noch die Dreiteilung der Hodgkin-Lymphome (HL) in Hodgkin's Paragranulom, Granulom und Sarkom nach Jackson u. Parker (1947) gültig. Wenig später (1966) wurde in Rye eine neue Klassifikation der HL aus der Taufe gehoben (Lukes et al. 1966 b), die sich eng an die von Lukes et al. (1966 a) vorgeschlagene Differenzierung der Hodgkin-Lymphome anschließt, die jedoch statt sechs Subtypen nur vier Subtypen unterscheidet, nämlich:

1. lymphocyte predominance,
2. nodular sclerosis,
3. mixed type,
4. lymphocyte depletion.

Diese Subklassifikation wurde von klinischer Seite sehr geschätzt, war sie doch einfach und korreliert mit dem klinischen Verlauf: die spontane Überlebenszeit nimmt in der Reihenfolge I–IV ab. Es ist jedoch nicht zu verkennen, daß die Typen I–IV keine Entitäten per se repräsentieren: Im lymphocytenreichen Typ sind das noduläre und diffuse Paragranulom sowie andere lymphocytenreiche Varianten (z. B. zellreiche Phase von II) enthalten. Der Mischtyp enthält ohnehin alles, was man nicht sicher in die übrigen Typen einordnen kann, dazu alle Frühveränderungen. Der lymphozytenarme Typ besteht aus dem Typ der „diffusen Fibrose" und dem „retikulären Typ" (entsprechend dem früheren Hodgkin-Sarkom).

So kann nicht erwartet werden, daß die Klassifikation von Rye mehr ist als ein ganz pragmatischer Versuch, die verschiedenen Verlaufsformen der HL in ein morphologisch definierbares Schema zu gießen. Über tatsächliche Entitäten werden erst die immunologischen Studien der HL Aufschluß geben, die von Stein (Stein et al. 1985) und Hansmann (1986) begonnen wurden. Sie lassen schon jetzt die Vermutung äußern, daß es auch bei den HL eine Dichotomie in B- und T-Zelltypen gibt: Das Paragranulom stellt wohl ein B-Zellen-Lymphom dar; denn die meisten Fälle zeigen in den Hodgkin- und Sternberg-Zellen immunhistochemisch

J-Ketten, die nur in B-Zellen vorkommen. Außerdem enden die Paragranulome in etwa 3% der Fälle als Hodgkin-Sarkome, die immunologisch als hochmaligne B-Zellen-Lymphome (centroblastische, B-immunoblastische Lymphome) eingestuft werden müssen (Hansmann, pers. Mitteilung). Demgegenüber sind die meisten der übrigen Hodgkin-Lymphome eher als T-Zellen-Neoplasien zu interpretieren. Die Sternbergschen Riesenzellen enthalten hierbei in der Regel keine J-Ketten. Auch hierbei kann früher oder später ein Sarkom entstehen, dieses stellt jedoch ein großzelliges T-Zell-Lymphom (vom Ki1-Typ) dar.

Dieses Konzept ist verlockend, es sollte jedoch zunächst nur als Arbeitshypothese gelten. Wir müssen vor allem deshalb zurückhaltend sein, weil es immer noch nicht klar ist, welcher Natur die Hodgkin- und Sternbergschen Riesenzellen tatsächlich sind. Die ausgedehnten Studien von Stein et al., die u. a. mit dem monoklonalen Antikörper Ki1 durchgeführt wurden, haben zwar gezeigt, daß sowohl aktivierte B- als auch aktivierte T-Lymphocyten Ki1-positiv werden können und somit als Kandidaten für die Sternbergschen Riesenzellen der verschiedenen Hodgkin-Typen dienen können. Aber wir müssen die Ergebnisse der jetzt eingeführten molekulargenetischen Methoden abwarten, um zu erfahren, ob die Situation nicht noch komplizierter ist und über das einfache B- und T-Zellen-Konzept hinausgeht.

1. Histologie der verschiedenen HL-Typen

a) Lymphocytenreicher Typ

Allen lymphocytenreichen Typen ist das Vorherrschen kleiner Lymphocyten gemeinsam. Lukes et al. (1966b) haben jedoch eine noduläre und eine diffuse Variante ihres L&H-Typs ("lymphocytic and histiocytic type") unterschieden. Nach unseren Untersuchungen sollte man drei Subtypen abgrenzen:

1. das noduläre Paragranulom
2. das diffuse Paragranulom
3. das lymphocytenreiche HL, das nicht als Paragranulom einzustufen ist und das wir als lymphocytenreichen Mischtyp benennen möchten.

Das noduläre Paragranulom ist durch eine knotenförmige Proliferation von B-Lymphocyten ausgezeichnet (Abbildung 3a). So entsteht eine gewisse Ähnlichkeit mit einem follikulären centroblastisch/centrocytischen Lymphom; die einzelnen Knoten sind jedoch größer und zeigen meist eine bunte Cytologie; vor allem enthalten sie oft Epitheloidzellgruppen. Außerdem finden sich einkernige Hodgkin-Zellen und mehrkernige Sternberg-Riesenzellen. Diese unterscheiden sich von den klassischen Sternberg-Zellen durch ihren stark gelappten Kern mit feinem Chromatin und mittelgroßen Nukleolen. Diese Riesenzellen wurden als Riesenzellen vom L&H-Typ (Abbildung 3b) abgegrenzt (Lukes et al. 1966; Lukes 1972). Die knotenförmigen Infiltrate sind von progressiv transformierten Keimzentren abzuleiten (Poppema et al. 1979), d. h. sie entstehen aus einer Struktur des reaktiv hyperplastischen Lymphknotens, die als typischer Ort der B-Zellenproliferation ausgewiesen ist. Neben polyklonalen Membran-Ig-positiven Lymphocy-

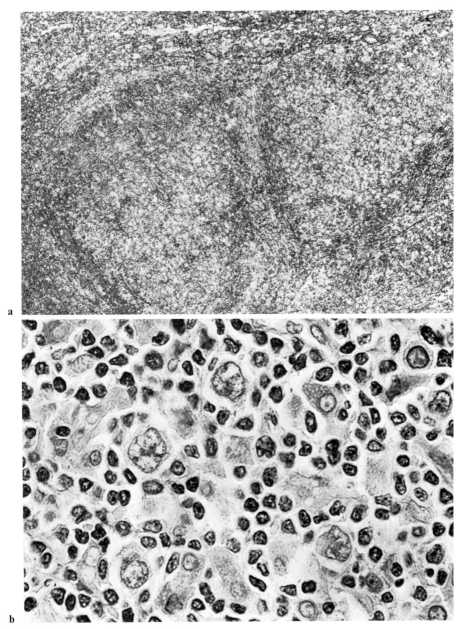

Abb. 3 a, b. Noduläres Paragranulom. **a** Übersichtsvergrößerung. 2 große Noduli. Giemsa, 56 ×. **b** Starke Vergrößerung. Etliche Sternbergsche Riesenzellen vom L&H-Typ. Giemsa, 880 ×

ten enthalten die Noduli auch noch Reste von Keimzentrumszellen (Centroblasten, Centrocyten, dendritische Retikulumzellen). Zwischen den Noduli liegen gering entwickelte T-Regionen mit reichlich Venolen und Fasern. Die Sinus sind im allgemeinen nicht abgrenzbar. Eosinophile, Plasmazellen und andere Entzündungszellen kommen praktisch nicht vor. Auch besteht keine stärkere Fibrose und auch keine Nekrose.

Das diffuse Paragranulom ist mit dem nodulären Paragranulom nahe verwandt; denn es gibt zahlreiche Übergänge von nodulärem zu diffusem Paragranulom. Auch sind die Cytologie und Histologie (mit Ausnahme des knotenförmigen Wachstums) gleich.

Der lymphocytenreiche Mischtyp läßt keine noduläre Struktur erkennen und zeigt gewisse cytologisch-histologische Unterschiede. Man sieht oft reichlich Eosinophile; die Sternberg-Zellen sind mehr vom klassischen Typ; gelegentlich kommen einige "lacunar cells" vor; der Gehalt an Plasmazellen ist deutlich erhöht; es kann eine stärkere Fibrosierung bestehen. Immer wenn Veränderungen dieser Art nachweisbar sind, sollte die dritte Variante der lymphocytenreichen HL diagnostiziert werden.

b) Nodulär-sklerosierender Typ

Dieser Typ zeichnet sich durch zwei charakteristische Veränderungen aus:

a) durch eine (anisotrope) bandförmige Sklerosierung, wodurch das lymphogranulomatöse Gewebe schließlich in unterschiedlich große Knoten unterteilt wird (Abbildung 4);

b) durch das Vorhandensein von besonderen Sternberg-Zellen, die als "lacunar cells" bezeichnet werden. Sie besitzen ein weites, wasserhelles Cytoplasma,

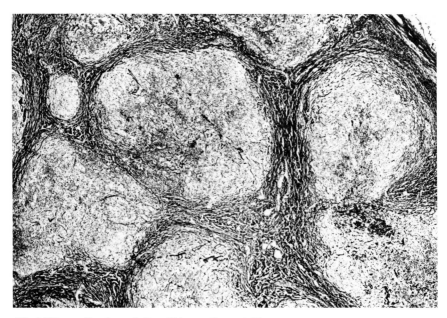

Abb. 4. HL vom Typ der nodulären Sklerose. Gomori, 32 ×

das bei schlechter Paraffineinbettung derartig stark schrumpft, daß weite, scharf ausgestanzt erscheinende Lakunen um die Zellen sichtbar werden. Die Kerne sind stark gelappt und enthalten oft nur mittelgroße Nukleolen. Diese "lacunar cells" weisen gewisse cytochemische und morphologische Ähnlichkeiten mit den interdigitierenden Retikulumzellen auf (Hansmann u. Kaiserling 1982).

Die zelluläre Zusammensetzung zeigt im übrigen eine große Variationsbreite: Es gibt Fälle mit Überwiegen der Lymphocyten, solche mit einer bunten Cytologie und solche mit einem starken Überwiegen von "lacunar cells" und/oder anderen großen ein- und mehrkernigen Zellen. Die letztgenannte Variante soll nach Cross (1969) und nach Bennett et al. (1985) eine schlechtere Prognose aufweisen als die lymphocytenreiche Variante. Meist sind reichlich Eosinophile, oft auch reichlich Neutrophile eingelagert. Ferner sieht man oft Nekrosen, gelegentlich vom fibrinoiden Typ. Frühstadien der nodulären Sklerose wurden als „zelluläre Phase" (Strum u. Rappaport 1971; Thomas 1971) abgegrenzt. Hierbei sieht man lediglich "lacunar cells" zwischen Lymphocyten, dagegen fehlt noch jegliche Sklerosierung. Lukes (1971) jedoch erkennt die Diagnose noduläre Sklerose nur dann an, wenn wenigstens *ein* Skleroseband nachweisbar ist.

c) Mischtyp

Als Mischtyp bezeichnet man alle jenen morphologischen Erscheinungsbilder, die nicht durch ein besonderes histologisches Substrat von dem lange geläufigen Bild des HL abweichen. Hierbei sieht man eine Vielzahl von Zellarten und vor allem klassische Sternberg-Riesenzellen mit Riesennukleosen. Der Lymphocytengehalt wechselt. Häufig sind Eosinophile und Neutrophile eingelagert. Auch Nekrosen und ungleichmäßige Fibrosen kommen oft vor.

Zum Mischtyp zählt man aber auch alle jene Fälle, bei denen man in der Klassifizierung nicht sicher ist. Dies gilt auch für alle Frühveränderungen und nach Lukes (1971) auch für die zelluläre Phase der nodulären Sklerose.

d) Lymphocytenarme Typen

Hier sind nach Lukes et al. (1966b) zwei Subtypen zusammengefaßt. Der erste Subtyp wird als diffuse Fibrose bezeichnet. Darunter versteht Lukes eine unregelmäßige isotrope Faservermehrung, häufig mit relativ niedrigem Zellgehalt (*speziell:* wenige Lymphocyten!). Klassische Sternberg-Zellen sind meist sehr spärlich vorhanden, gelegentlich jedoch herdförmig vermehrt. Ein Extrem dieser diffusen Fibrose stellt die diffuse Hyalinisierung dar, die wir ganz vereinzelt beobachten konnten (Lennert u. Mohri 1974).

Der zweite Subtyp wird von Lukes et al. (1966a) als retikulär benannt. Er enthält zahlreiche Sternberg-Zellen, manchmal mit „sarkomatösen Veränderungen". Dieser Subtyp entspricht dem Hodgkin-Sarkom. Der Begriff „retikulär" ist irreführend, da die proliferierten Zellen keine Retikulumzellen, sondern zumeist Ki1-positive anaplastische lymphoide Zellen darstellen.

Anhang

1. Vorkommen und Bedeutung von Epitheloidzellen

Epitheloidzellen im Rahmen der HL können in kleinherdiger und großherdiger Anordnung vorkommen. Die kleinherdige Epitheloidzellreaktion stellt ein typisches Frühsymptom der HL dar, sie ist oft Teil des Paragranuloms (daher "lymphocyte and histiocyte-type" von Lukes benannt. Histiocyte steht hier für Epitheloidzelle!). Sie kommt aber auch als prominente Veränderung im Rahmen des Mischtyps vor und kann bis zum Tode essentieller Bestandteil des lymphogranulomatösen Gewebes bleiben. Wir nennen diesen Sonderfall des HL „epitheloidzellreicher Mischtyp". Er muß abgegrenzt werden von jener Veränderung, die wir zusammen mit Mestdagh der epitheloidzellreichen Lymphogranulomatose an die Seite stellten und als „epitheloidzellige Lymphogranulomatose" abgrenzten (Lennert u. Mestdagh 1968). Diese epitheloidzellige Lymphogranulomatose muß heute als spezielle Variante der Non-Hodgkin-Lymphome (NHL) vom T-Zellen-Typ aufgefaßt werden (s. u.).

Die großherdige granulomatöse Epitheloidzellreaktion ist isomorph mit den Granulomen („Tuberkel") bei Tuberkulose und Sarkoidose (O'Connell et al. 1975; Sacks et al. 1978). Sie wurden vor allem in Milz und Leber beobachtet. Ihr Vorhandensein ist nicht gleichbedeutend mit lymphogranulomatösem Befall; nur bei gleichzeitigem Nachweis von Hodgkin-spezifischem Gewebe einschließlich Sternberg-Zellen darf auf lymphogranulomatöse Infiltration erkannt werden.

2. Das Ki1-Lymphom

Der monoklonale Antikörper Ki1 wurde von Schwab et al. (1982) mit Hilfe der permanenten Hodgkin-Zell-Linien von Diehl (Stein et al. 1982) erzeugt. Er stellt Hodgkin- und Sternberg-Zellen dar. Dieses Phänomen wurde zunächst als Hodgkin-spezifisch angesehen, bald konnte Stein jedoch auch im normalen lymphatischen Gewebe (in den T-Regionen) positive Zellen finden. Heute weiß man, daß Ki1 in Gewebekulturen aktivierte B- und T-Zellen darstellt und daß in den meisten T-Zellen-Lymphomen sowie in einigen B-Zellen-Lymphomen Ki1-positive Zellen in kleiner Zahl vorhanden sind.

Besteht jedoch ein Tumor zu mehr als 80% aus großen Ki1-positiven Zellen, so liegt meist ein T-Zellen-Lymphom vor. Gelegentlich handelt es sich auch um ein B-Zellen-Lymphom und selten auch um eine maligne Histiocytose. Wir nannten diesen großzelligen Ki1-positiven Tumor zunächst einfach Ki1-Lymphom. Dieses Ki1-Lymphom kann zusammen mit einem HL und im Gefolge eines HL auftreten und mag dann als Hodgkin-Sarkom bezeichnet werden. Der größere Teil der Ki1-Lymphome läßt jedoch eine Beziehung zu einem HL der beschriebenen Typen nicht erkennen.

Das Ki1-Lymphom gleicht morphologisch am ehesten der Beschreibung, die man früher der malignen Histiocytose gegeben hat (z. B. Byrne u. Rappaport 1973). Die Tumorzellen sind groß, oft ausgesprochen bizarr. Das Cytoplasma ist mäßig basophil. Oft liegen die Tumorzellen in Komplexen innerhalb der Sinus. Wegen dieses intrasinuösen Wachstums unter Bildung großer solider Komplexe denkt man oft mehr an ein undifferenziertes Karzinom oder selbst an ein Melanom als ein malignes Lymphom. Die Anwendung monoklonaler Antikörper (Ki1, Pan-Leukocyten-Antikörper) läßt jedoch die Natur der Tumorzellen leicht erkennen.

Für den HNO-Arzt ist dieser Tumor wichtig, da er nicht selten im Halsbereich vorkommt. Er wird hier manchmal als Karzinom-Metastase fehlinterpretiert, aber man findet natürlich keinen Primärtumor. In solchen Fällen ist die immunhistologische Untersuchung unerläßlich.

Das Ki1-Lymphom wird in jedem Lebensalter beobachtet, auch bei Kindern ist es nicht selten. Der Altersgipfel liegt im 2. Lebensjahrzehnt. Über das klinische Verhalten fehlt noch eine systematische Studie.

2. Die Altersverteilung der Hodgkin-Lymphome

Wie wir 1974 mit Mohri zeigen konnten (Abbildung 5), haben die noduläre Sklerose und das Paragranulom jeweils einen eindeutigen Altersgipfel, nämlich im 3. bzw. 4. Jahrzehnt. Die doppelgipflige Kurve des Mischtyps deutet auf eine inhomogene Zusammensetzung hin. Beim lymphocytenarmen Typ ist nur ein leichter Anstieg im 7. Jahrzehnt festzustellen. Das männliche Geschlecht überwiegt bei allen Typen mit Ausnahme der nodulären Sklerose, bei der das männliche und weibliche Geschlecht etwa gleichhäufig betroffen sind.

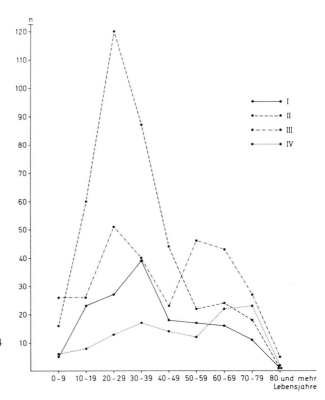

Abb. 5. Altersverteilung der 4 Haupttypen der HL. (Nach Lennert u. Mohri 1974)

Tabelle 1. Die verschiedenen Typen der HL im Untersuchungsgut des Lymphknotenregisters Kiel im Jahre 1982. Nur Lymphknoten

HL-Typ	n		%	
Lymphocytenbereich	61		14,3	
davon noduläres Paragranulom		43		10,1
Noduläre Sklerose	189		44,7	
Mischtyp	158		37,2	
davon epitheloidzellreich		33		7,8
Lymphocytenarm	16		3,8	
Summe	424		100,0	

3. Häufigkeit der Hodgkin-Lymphome

Im Jahr 1982 haben wir in Schleswig-Holstein bei 41 Patienten aus dem Lymphknoten ein HL diagnostiziert, das sind 1,6 Erkrankungen pro 100 000 pro Jahr.
Im gleichen Zeitraum wurden 96 NHL aus dem Lymphknoten diagnostiziert, das
sind 5,5 Erkrankungen pro 100 000 pro Jahr. Das Verhältnis von HL zu NHL ist
in unseren Breiten also etwa 1 : 2,3.

Im gleichen Jahr diagnostizierten wir bei 424 Patienten der Bundesrepublik
HL in Lymphknoten und stellten dabei die Subtypen entsprechend den Zahlen
der Tabelle 1 fest. Danach ist die noduläre Sklerose am häufigsten (44,6%), dicht
gefolgt vom Mischtyp (37,2%). Der lymphocytenreiche Typ ist mit 14,3% wahrscheinlich etwas häufiger vertreten als es dem tatsächlichen Vorkommen entspricht, da wir immer wieder Fälle dieses HL unter der Verdachtsdiagnose eines
lymphocytischen NHL zugesandt bekommen. Dies gilt besonders für das noduläre Paragranulom, das noch oft verkannt wird. Die Seltenheit des lymphocytenarmen Typs (3,8%) entspricht der allgemeinen Erfahrung.

V. Non-Hodgkin-Lymphome

Mit dem unschönen Begriff Non-Hodgkin-Lymphome (NHL) belegt man heute
alle jene malignen Tumoren des lymphatischen Gewebes, die nicht zum Morbus
Hodgkin zu zählen sind. Man erweckt damit den Eindruck, als seien NHL und
HL zwei ganz verschiedene Tumoren. Tatsächlich ergab sich jedoch in allerletzter
Zeit beim Studium der T-Zellen-Lymphome, daß die Grenze zwischen HL und
NHL mit morphologischen und immunhistochemischen Methoden nicht immer
scharf zu ziehen ist und daß insbesondere die Sternbergschen Riesenzellen keines-
falls spezifisch für HL sind. Sie kommen z. B. in typischer Morphologie beim
HTLV1-bedingten japanischen T-Zellen-Lymphom vor.

Durch die Erkenntnisse der modernen Immunforschung war es möglich und
nötig, altbewährte Lymphomkonzepte neu zu überdenken und mit den immunologischen Gegebenheiten in Einklang zu bringen. Dies geschah in der sog. Kiel-
Klassifikation (Gérard-Marchant et al. 1974; Lennert et al. 1975; Lennert et al.

1978) und ist ebenfalls in der Klassifikation von Lukes u. Collins (1974a, b) realisiert (s.a. Lennert et al. 1983). Wir mußten daher unsere alte deutsche Lymphomklassifikation (Lennert 1969) anpassen, was ohne größere Schwierigkeiten möglich war, da sie bereits auf einer subtilen cytologischen Analyse, u.a. im Giemsa-Präparat, beruhte. Viel schwieriger war es, die klinisch so viel beachtete und relevante Klassifikation von Rappaport et al. (1956) und Rappaport (1966) in das neue System zu transformieren; denn sie stützte sich zuerst auf den histologischen Wachstumstyp (nodulär gegenüber diffus) und verwendete eine zu stark vereinfachte cytologische Definition, nämlich die des HE-Präparates.

Durch die zwei modernen Lymphomklassifikationen (Kiel sowie Lukes u. Collins) wurde eine weltweite Diskussion entfacht und wurden zahlreiche weitere Klassifikationen induziert. Eine gemeinsame Sprache konnte in der erhitzten Atmosphäre bisher nicht gefunden werden. So beschloß man, eine internationale Studie durchzuführen, in der die wichtigsten derzeitigen Klassifikationen auf ihre Relevanz und Reproduzierbarkeit geprüft wurden. Am Ende dieser Studie wurde ein Kompromiß erarbeitet, der 10 Hauptentitäten unter neuen Begriffen darstellt. Diese Entitäten wurden auf der Abschlußkonferenz der Studie in Stanford (USA) als "Working Formulation for Clinical Usage" tabellarisch aufgelistet (The Non-Hodgkin's Lymphoma Pathologic Classification Project 1982) und mit den äquivalenten Begriffen der Kiel-Klassifikation versehen (Tabelle 2). Diese "Working Formulation" stellt keine neue Klassifikation dar, vielmehr soll sie in Ergänzung zu praktizierten Klassifikationen dann zur histologischen Diagnose hinzugefügt werden, wenn ein Vergleich mit Studienreihen anderer Klassifikationen angestrebt wird. Die "Working Formulation" hat viele Schwächen und birgt die Gefahr in sich, daß aktuelle Entwicklungen – z.B. die Differenzierung in B- und T-Zellneoplasien – abgeblockt werden, obwohl sie von höchster klinischer Bedeutung sind.

Wir stellen im folgenden die malignen Lymphome nach der Kiel-Klassifikation dar und verweisen bezüglich der beiden meistgebrauchten internationalen Klassifikationen (Lukes u. Collins 1974a, b; Rappaport 1966) auf Tabelle 3. In Tabelle 4 vergleichen wir die alte deutsche Klassifikation mit der Kiel-Klassifikation.

Die Prinzipien der Kiel-Klassifikation sind folgende:

1. Die Definition eines malignen Lymphoms erfolgt zuerst cytologisch: der Wachstumstyp (follikulär gegenüber diffus) wird an zweiter Stelle genannt, wenn dies erforderlich ist.

2. Nach der bestehenden Cytologie werden zwei Hauptkategorien der malignen Lymphome unterschieden, solche von niedrigem und solche von hohem Malignitätsgrad. Bei niedrigem Malignitätsgrad liegen „Cyten" (z.B. Lymphocyten) ± Blasten (z.B. Immunoblasten) vor; bei hohem Malignitätsgrad handelt es sich um Reinkulturen von Blasten. Der Malignitätsgrad wird also morphologisch definiert. Er geht weitgehend mit dem klinischen Verlauf (spontan bzw. nach der heute praktizierten Therapie) parallel.

Es kommen jedoch Ausnahmen unter den niedrigmalignen Lymphomen vor, die eine deutlich schlechtere Prognose als die übrigen niedrigmalignen Lymphome haben: das T-Zonen-Lymphom und das centrocytische Lymphom. Wir mö-

Tabelle 2. Vergleich der „Working Formulation" mit der Kiel-Klassifikation (aus K. Lennert, H. Stein: Histopathologie der Non-Hodgkin-Lymphome. Springer Berlin 1981)

„Working Formulation"	Kiel-Äquivalente

Low grade

A. Malignant lymphoma
   Small lymphocytic
      consistent with CLL   ML lymphocytisch, CLL
      plasmacytoid   ML lymphoplasmocytisch/-cytoid

B. Malignant lymphoma, follicular
   Predominantly small cleaved cell
      diffuse areas
      sclerosis   ML centroblastisch-centrocytisch (kleinzellig),

C. Malignant lymphoma, follicular   follikulär ± diffus
   Mixed, small cleaved and large cell
      diffuse areas
      sclerosis

Intermediate grade

D. Malignant lymphoma, follicular   ML centroblastisch-centrocytisch (großzellig),
   Predominantly large cell   follikulär ± diffus
      diffuse areas
      sclerosis

E. Malignant lymphoma, diffuse   ML centrocytisch (kleinzellig)
   Small cleaved cell
      sclerosis

F. Malignant lymphoma, diffuse   ML centroblastisch-centrocytisch (kleinzellig), diffus
   Mixed, small and large cell
      sclerosis   ML lymphoplasmocytisch/-cytoid, polymorph
      epithelioid cell component   T-Zonen-Lymphom

G. Malignant lymphoma, diffuse
   Large cell   ML centroblastisch-centrocytisch (großzellig), diffus
      cleaved cell   ML centrocytisch (großzellig)
      non-cleaved cell   ML centroblastisch
      sclerosis

High grade

H. Malignant lymphoma   ML immunoblastisch
   Large cell, immunoblastisch
      plasmacytoid
      clear cell
      polymorphus   T-Zonen-Lymphom
      epithelioid cell component   lymphoepitheloides Lymphom

I. Malignant lymphoma
   Lymphoblastic
      convoluted cell   ML lymphoblastisch, „convoluted cell type"
      non-convoluted cell   ML lymphoblastisch, unklassifiziert

J. Malignant lymphoma
   Small non-cleaved cell   ML lymphoblastisch, Burkitt-Typ und andere
      Burkitt's lymphoma   B-lymphoblastische Lymphome
      follicular areas

Miscellaneous

   Composite   –
   Mycosis fungoides   Mycosis fungoides
   Histioytic   –
   Extramedullary plasmacytoma   ML plasmocytisch
   Unclassifiable   –
   Other   –

Tabelle 3. Vergleich der Kiel-Klassifikation mit den Klassifikationen von Lukes u. Collins und Rappaport (aus K. Lennert, H. Stein: Histopathologie der Non-Hodgkin-Lymphome. Springer, Berlin 1981)

Kiel-Klassifikation	Lukes u. Collins (32)	Rappaport (48)
Lymphome von niedrigem Malignitätsgrad		
Lymphocytisch		ML, lymphocytic, well differentiated, diffuse
B-CLL	B cell type, small lymphocyte (CLL)	
T-CLL		
Haarzellenleukämie		
Mycosis fungoides und Sézary-Syndrom	T cell type, mycosis fungoides and Sézary's syndrome	
T-Zonen-Lymphom	T cell type, immunoblastic sarcoma of T cells	
Lymphoplasmocytisch-cytoid (LP-Immunozytom)	B cell type, plasmacytoid lymphocyte	ML, lymphocytic with dysproteinemia
Plasmocytisch	–	–
Centrocytisch	B cell type, FCC types (follicular, diffuse, follicular and diffuse, and sclerotic) { Small cleaved / Large cleaved }	ML, lymphocytic, well differentiated, nodular or diffuse / ML, lymphocytic, poorly differentiated, nodular or diffuse / ML, lymphocytic, well differentiated / ML, lymphocytic, poorly differentiated } nodular or diffuse
Centroblastisch-centrocytisch follikulär ± diffus diffus ± Sklerose		ML, mixed (lymphocytic-histiocytic) / ML, histiocytic }
Lymphome von hohem Malignitätsgrad		
Centroblastisch	Large non-cleaved	{ ML, histiocytic, nodular or diffuse / ML, undifferentiated, nodular or diffuse
Lymphoblastisch		{ ML, undifferentiated, diffuse / ML, lymphocytic, poorly differentiated, diffuse
B-Typ, vorwiegend Burkitt-Typ	Small non-cleaved	
T-Typ, vorwiegend „convoluted cell type"	T cell type, convoluted lymphocyte	
unklassifiziert	Ucell (undefined cell) type	
Immunoblastisch	{ Bcell type, immunoblastic sarcoma of B cells / Tcell type, immunoblastic sarcoma of T cells }	ML, histiocytic diffuse

Tabelle 4. Kiel-Klassifikation im Vergleich mit der alten deutschen Klassifikation

Kiel-Klassifikation	Alte Begriffe
Lymphome von niedrigem Malignitätsgrad	
Lymphozytisch, CLL u. a.	CLL u. a.
Lymphoplasmocytisch/-cytoid (LP-Immunozytom)	Makroglobulinämie Waldenström u. a.
Plasmocytisch	Plasmocytom
Centrocytisch	Lymphocytisches Lymphosarkom
Centroblastisch/centrocytisch	Großfollikuläres Lymphoblastom
	Brill-Symmers u. a.
Lymphome von hohem Malignitätsgrad	
Centroblastisch	
Lymphoblastisch	
B, bes. Burkitt-Typ	
T, bes. convoluted type	lymphoblastisches Lymphosarkom
U, ALL u. a.	
Immunoblastisch	Retothelsarkom

gen diese aufgrund des klinischen Verhaltens als maligne Lymphome von inter-
mediärem Malignitätsgrad einstufen, an dem pathologisch-histologischen Konzept „cytisch versus blastisch" sollten wir jedoch festhalten. Es hat sich auch objektivieren lassen: Mit dem monoklonalen Antikörper Ki67 kann man in den
Kernen proliferierender Zellen ein Antigen nachweisen, das mit der proliferativen
Aktivität streng korreliert zu sein scheint (Gerdes et al. 1984a). Der Prozentsatz
Ki67-positiver Zellen gibt uns somit einen Anhalt für die proliferative Aktivität
eines Tumors. Doppelblindstudien der malignen Lymphome unseres Untersu-
chungsgutes haben ergeben, daß es zwei verschiedene NHL-Klassen gibt, solche
mit geringer Proliferationsrate – sie entsprachen unseren malignen Lymphomen
von niedrigem Malignitätsgrad – und solche mit hoher Proliferationsrate – sie
entsprachen unseren malignen Lymphomen von hohem Malignitätsgrad (Gerdes
et al. 1984b). Eine intermediäre Gruppe kam hierbei nicht zum Vorschein.

    3. Leukämien und (solide) Lymphome sind zusammengefaßt, da man sie z. T.
nicht voneinander unterscheiden kann und da alle NHL auch mit einem leukämischen Blutbild einhergehen können.

1. Technische Vorbedingungen für eine moderne Lymphomdiagnostik

Es war schon immer eine wesentliche Voraussetzung für eine gute Lymphknoten-
diagnostik, optimal eingebettete Präparate mit adäquaten Färbungen, besonders
mit Giemsa-Färbung, zu untersuchen. Dies gilt in erhöhtem Maße für die Erkennung feiner cytologischer Unterschiede bei der Lymphomdiagnostik. Durch Ein-
bettung oder Umbettung in Kunststoff hat sich die Qualität der Präparate stei-
gern lassen. Die gleichzeitige Untersuchung von Tupfpräparaten führt in der Beurteilung von Details noch weiter.

    Dennoch gelingt es mit adäquater histologischer Technik nicht, jedes maligne
Lymphom eindeutig zu charakterisieren und einer der Entitäten zuzuordnen. Wir

benötigen für diese Fälle, die maximal 10–20% der NHL ausmachen, eine Reihe von monoklonalen Antikörpern (derzeit etwa 40 an der Zahl), die wir jedoch bisher fast nur auf Gefrierschnitte anwenden können. Es ist daher wünschenswert, daß alle malignen Lymphome in frischem Zustand an den Pathologen übermittelt werden, so daß dieser bei Bedarf die immunhistochemische Analyse des Tumors durchführen kann oder durchführen lassen kann.

Neben dieser immunhistochemischen Untersuchung am Gefriermaterial tritt die immunhistochemische Untersuchung an Paraffinschnitten zurück, sie ist zur Zeit im wesentlichen begrenzt auf den Nachweis intracytoplasmatischer Immunglobuline. Mit ihrer Hilfe gelingt die Abgrenzung von Monoklonalität gegen Polyklonalität in Immunglobulin-sezernierenden B-Zellen: eine monoklonale Proliferation von Immunoblasten oder Plasmazellen ist erkennbar an der Expression nur einer leichten Kette (kappa oder lambda) und auch meist nur einer schweren Kette (meist μ, weniger häufig γ oder auch α). Über die wichtigsten immunhistochemischen Befunde, die bis 1984 erhoben wurden, siehe die Übersichtsarbeit von Stein et al. 1984.

2. Ein vereinfachtes Zellschema als Grundlage der Kiel-Klassifikation

In dem beigefügten Schema (Abbildung 6) wurde versucht, die wichtigsten Zellen der lymphatischen Reihe einschließlich ihrer Funktionsformen darzustellen, und zwar hinsichtlich ihrer Morphologie, ihrer Ableitung und ihrer immunologischen Kennzeichen. Wir stützen uns dabei vor allem auf die tierexperimentellen Daten der Keuningschen Schule (vor allem Veldman 1970) und auf eigene morphologische und kinetische Untersuchungen an menschlichem lymphatischen Gewebe (u. a. Mitrou et al. 1969).

Aus einer (lymphopoetischen?) Stammzelle gehen Vorläuferzellen der T- und B-Reihe hervor. Für die T-Reihe erfolgt im Thymus die Ausreifung dieser Vor-

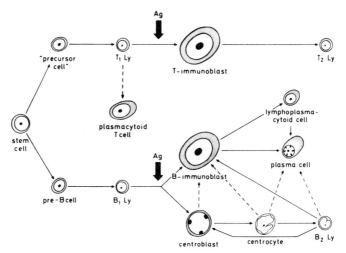

Abb. 6. Ein vereinfachtes Schema des B- und T-Zellensystems. (Aus Lennert, Verh Dtsch Ges inn Med 1983:327)

läuferzellen über verschiedene Zwischenstufen, die sich wohl aus den immunhistochemischen Varianten der T-lymphoblastischen Lymphome erschließen lassen
(Lennert u. Feller 1985; Feller et al., im Druck). Dabei erwerben sie zwei Ober-
flächenrezeptoren: den Schafs-Erythrocyten-Rezeptor (darstellbar mit dem monoklonalen Antikörper T11) und den T-Zellen-Rezeptor (darstellbar mit dem
monoklonalen Antikörper T3). Dagegen zeigen die T-Zellen keine Oberflächenimmunglobuline. Die Rezeptoren charakterisieren alle reifen peripheren T-Lymphocyten, sie werden zunächst T1-Lymphocyten genannt. Die T-Lymphocyten
bilden entsprechend ihrer verschiedenen Funktionen mehrere Subklassen. Die
wichtigsten sind die T-Helferzellen (fokal positiv bei saurer Phosphatase- und
saurer Esterase-Reaktion), die T-Suppressorzellen (oft azurophil granuliert) und
die cytotoxischen T-Zellen. Bei Antigenstimulation wird der T-Lymphocyt in einen großen basophilen Blasten umgewandelt („T-Immunoblast"). Diese Zelle
läßt sich morphologisch bis jetzt nicht von der gleichnamigen Zelle der B-Reihe
(„B-Immunoblast") unterscheiden. Aus den T-Immunoblasten gehen T2-Lym-
phocyten hervor, die als „Gedächtniszellen" auf das gleiche Antigen eine be-
schleunigte und verstärkte Immunantwort erzeugen. Die plasmocytoide T-Zelle
wird von uns als eine Sonderform der T-Zellen-Reihe angesehen. Sie enthält
reichlich rauhes endoplasmatisches Retikulum im Cytoplasma (daher „plasmocy-
toid"), ihre Funktion ist jedoch noch unklar (Vollenweider u. Lennert 1983).

Aus den Stammzellen des Knochenmarks entwickeln sich im Knochenmark
selbst die Vorläufer der B-Zellen-Reihe. Soweit man aus den lymphoblastischen
Leukämien schließen kann, ist die erste Reifungsstufe („Prä-Prä-B-Zelle") nur
mit einem pan-B-Antikörper erkennbar. Die zweite Reifungsstufe stellt die Prä-
B-Zelle dar, sie enthält im Cytoplasma μ-Ketten. Bei der Ausreifung in B1-Lym-
phocyten erwerben die Zellen Oberflächenimmunglobuline (IgM/IgD). Wenn
B1-Lymphocyten von einem entsprechenden Antigen getroffen werden, wandeln
sie sich entweder direkt in Immunoblasten um (stets bei Primärantwort!) oder sie
bilden Keimzentren (bei Primär- und besonders bei Sekundärantwort!). Diese
Keimzentren liefern einerseits Vorläuferzellen der Immunoblasten und ihrer Ab-
kömmlinge, andererseits B2-Lymphocyten, die das immunologische Gedächtnis
der B-Lymphocytenreihe tragen.

Die Keimzentren enthalten zwei charakteristische Zelltypen: die Centroblasten und die Centrocyten. Die Centroblasten besitzen ein schmales basophiles Cytoplasma und rundliche Kerne mit multiplen, mittelgroßen, meist membranstän-
digen Nukleolen ("noncleaved FCC" nach Lukes u. Collins 1974a, b). Die Centrocyten weisen ein etwa gleichbreites, jedoch äußerst schwach färbbares und daher kaum sichtbares Cytoplasma auf. Ihre Kerne sind unregelmäßig geformt,
manchmal gekerbt ("cleaved FCC" nach Lukes u. Collins 1974a, b); sie besitzen
sehr kleine Nukleolen und ein feines Chromatin. Im Gegensatz zu B1- und B2-
Lymphocyten tragen die Centroblasten und Centrocyten kein oder nur geringe
Mengen an Membran-Ig. Ein Teil der Centroblasten und Centrocyten scheint cy-
toplasmatisches Ig verschiedener Ig-Klassen zu bilden.

3. Histologie der verschiedenen Non-Hodgkin-Lymphome [1]

a) Maligne Lymphome von niedrigem Malignitätsgrad

Lymphocytische Lymphome

Chronische lymphocytische Leukämie vom B-Typ (B-CLL)

Histologisch sieht man eine Proliferation von Paraimmunoblasten („Lymphoblasten") und Prolymphocyten, aus denen kleine Lymphocyten hervorgehen. Prolymphocyten und Paraimmunoblasten bilden oft helle Herde inmitten der dunklen kleinen Lymphocyten (pseudofolliluläres Bild). Plasmazellen fehlen oder kommen nur in kleiner Zahl vor; sie enthalten dann verschiedene leichte und schwere Ig-Ketten („polyklonal"). PAS-positive Einschlüsse in lymphoiden oder plasmacytoiden Zellen kommen nicht vor.

Besonders im Spätstadium kann eine massive Tumorbildung mit Entwicklung einer fast rein prolymphocytischen Infiltration auftreten (tumorbildende CLL). In etwa 4% der Fälle entsteht terminal ein B-immunoblastisches Lymphom (Richter-Syndrom).

Prolymphocytische Variante der B-CLL (Prolymphocytenleukämie von Galton)

Galton et al. (1974) grenzten von der typischen B-CLL eine Sonderform ab, bei der die leukämischen Lymphocyten größer und mit einem relativ großen, deutlich abgrenzbaren Nukleolus versehen sind. Sie besitzen außerdem mehr Oberflächen-Ig und bilden keine Rosetten mit Mäuseerythrocyten. Es besteht eine hochgradige Splenomegalie; die Lymphknoten sind jedoch zu Beginn kaum, später bisweilen stärker mit Prolymphocyten und Paraimmunoblasten infiltriert.

Chronische lymphocytische Leukämie vom T-Typ (T-CLL)

Die T-CLL macht nur etwa 3–5% aller CLL in Mitteleuropa aus; in Japan scheint sie häufiger zu sein, jedoch herrscht dort unter den T-Zellen-Leukämien die "adult T-cell lymphoma/leukemia (ATL)" vor (Kikuchi et al. 1979; Suchi et al. 1979), die wesensmäßig von der hier beschriebenen T-CLL unterschieden ist: Die Tumorzellen der ATL tragen ein Retrovirus (HTLV-1), das zuerst von Gallo u. Mitarb. (Poiesz et al. 1980) in Bethesda, USA, beschrieben wurde. Die leukämischen Zellen zeichnen sich durch eine starke Pleomorphie aus; der Verlauf ist rasch. Oft besteht eine Hyperkalzämie. Die Erkrankung kommt endemisch vor allem in Japan und der Karibik vor. Dagegen wurde sie bisher nicht bei gebürtigen Europäern gefunden.

Im Gegensatz zur B-CLL befällt die T-CLL Lymphknoten und Knochenmark geringer, jedoch sind Haut- und Lungeninfiltrate häufiger. Die leukämischen Lymphocyten können azurgranuliert sein (T-Suppressorzellen? NK-Zellen?). Sie sind aber häufiger frei von Azurgranula und enthalten dann meist einen positiven „Klecks" bei saure-Esterase-Reaktion und zeigen auch oft eine positive

---

[1] Literatur bei Lennert et al. (1978), Lennert u. Stein (1981)

Dipeptidylpeptidase-IV-Reaktion (Feller et al. 1983). Es dürfte sich hierbei um T-Helferzellen handeln. Die Kerne der Lymphocyten sind manchmal unregelmäßig buckelig. Im histologischen Präparat sind die epitheloiden Venolen stark vermehrt. Terminal kann ein T-immunoblastisches Lymphom entstehen.

Prolymphocytische Variante der T-CLL

Hierbei sind die Lymphocyten größer, das Cytoplasma ist basophiler als bei der typischen T-CLL. Die Kerne besitzen große solitäre Nukleolen. Die prolymphocytische Variante verläuft rascher als die lymphocytischen Formen.

Haarzellenleukämie

Die Haarzellenleukämie stellt eine seltene chronische Leukämieform dar, deren klinisches Bild durch den Ort der stärksten Infiltration bestimmt wird: Im Knochenmark besteht eine starke Infiltration durch Haarzellen mit Ersatz des blutbildenden Gewebes und starker Faservermehrung. Es resultiert eine schwere Panhämocytopenie mit nur relativ geringer „Leukämie", d. h. Ausschwemmung der Haarzellen. In der Milz ist ebenfalls eine starke Haarzellenvermehrung festzustellen; sie führt zu dem zweiten klinisch führenden Symptom, der Splenomegalie. Andere Organe einschließlich Lymphknoten sind meist nicht oder nur gering befallen. Die leukämischen Zellen besitzen vielfach eine rauhe, „haarige" Oberfläche mit feinen Cytoplasmafortsätzen. Sie sind meist größer als Lymphocyten und erinnern bisweilen etwas an Plasmazellen. Ein unterschiedlicher Prozentsatz enthält tartratresistente saure Phosphatase. Doch kommen auch einzelne Fälle ohne dieses cytochemische Merkmal vor. Da auch die Lymphocyten der T-CLL und auch die der B-Prolymphocytenleukämie bisweilen tartratresistente saure Phosphatase enthalten, muß man bei der Interpretation der Enzymreaktion vorsichtig sein.

Die Natur der Haarzellen ist nicht eindeutig geklärt; wahrscheinlich stellen sie besondere B-Lymphocyten dar, für die jedoch ein Äquivalent im normalen lymphatischen Gewebe noch nicht gefunden wurde.

Mycosis fungoides und Sézary-Syndrom

Die Mycosis fungoides stellt ein primäres T-lymphocytisches Lymphom der Haut dar. Als Sézary-Syndrom bezeichnet man eine leukämische Variante der Mycosis fungoides, die mit Erythrodermie und Lymphknotenschwellung (bei fehlender Knochenmarkinfiltration!) einhergeht. Die neoplastischen Lymphocyten besitzen Kerne mit zerklüfteten („cerebriformen") Kernen („Lutzner-Zellen"), die in der Regel als T-Helferzellen anzusehen sind. Sie weisen z. T. eine klecksförmige oder granuläre saure-Esterase-Reaktion auf.

Die Infiltrate beginnen in der Haut an der Epidermis-Kutis-Grenze. Hochcharakteristisch sind sog. Pautrier-Pseudoabszesse in der unteren Epidermis, die im wesentlichen aus polymorphkernigen Lymphocyten (nicht Granulocyten!!) bestehen. In späteren Krankheitsstadien greift die Mycosis fungoides auch auf Lymphknoten und innere Organe über. Schließlich können anaplastische T-Zell-Tumoren verschiedener Morphologie auftreten.

T-Zonen-Lymphom

Der Begriff wurde für eine T-lymphocytische Neoplasie gewählt, die nicht einer T-CLL oder einer Mycosis fungoides entspricht (trotz morphologischer Ähnlichkeiten!), die aber auch von peripheren T-Lymphocyten abzuleiten ist. Sie besteht aus allen Elementen der T-Zonen (T-Lymphocyten, interdigitierende Retikulumzellen, epitheloide Venolen, gelegentlich auch plasmocytoide T-Zellen) und läßt bisweilen Lymphfollikel dazwischen erkennen, so daß der Eindruck von neoplastischen T-Zonen zwischen nichtneoplastischen Follikeln entsteht. Dies wäre dann das Spiegelbild des follikulären (centroblastisch/centrocytischen) Lymphoms, bei dem neoplastische B-Zonen (Follikel) zwischen nichtneoplastischen T-Zonen liegen.

Das T-Zonen-Lymphom entspricht im wesentlichen dem peripheren T-lymphocytischen Lymphom von Collins (Waldron et al. 1977) und dem T-immunoblastischen Lymphom von Lukes et al. (1978). Es beginnt in der Regel im Lymphknoten und läßt das Knochenmark oft lange frei. Lungeninfiltrate sind relativ häufig. Außer dem hier beschriebenen T-Zonen-Lymphom gibt es noch eine Reihe weiterer peripherer T-Zellen-Lymphome, die aber selten sind und für die eine definitive Klassifikation noch fehlt (Lennert et al. 1986).

Lymphoplasmocytisches/lymphoplasmocytoides Lymphom (LP-Immunocytom)

Dieses maligne Lymphom umfaßt alle klinischen Fälle von Makroglobulinämie Waldenström; darüber hinaus werden jedoch zahlreiche Lymphome gleicher Morphologie, jedoch ohne Paraproteinämie oder mit anderen Paraproteinen (IgG, IgA, IgE, schwere Ketten) im Blut, unter dem Begriff LP-Immunocytom zusammengefaßt. Die Proliferate bestehen vorwiegend aus B-Lymphocyten, enthalten jedoch eine kleine bis mäßige Zahl von plasmacytoiden oder Plasmazellen sowie einige Immunoblasten. Wenn diese zahlreich sind und wenn auch noch Keimzentrumszellen (Centroblasten, Centrocyten) beigemischt sind, sprechen wir von polymorphem LP-Immunocytom.

Die Diagnose wird gesichert durch den Nachweis von PAS-positiven globulären Einschlüssen im Kern oder Cytoplasma von lymphoplasmocytoiden und Plasmazellen (Abbildung 7). Mit der PAP-Technik kann man Immunglobuline mit *einer* Kette („monoklonal") im Cytoplasma von lymphoplasmocytoiden und Plasmazellen nachweisen. Am häufigsten wird IgM, überwiegend vom kappa-Subtyp, in etwa 10% der Fälle IgG gefunden. Die Grenze zur B-CLL ist fließend. Während bei der B-CLL die Ausdifferenzierung in Ig-sezernierende Zellen (Plasmazellen) praktisch nicht erfolgt (aufgrund eines T-Zellendefektes?), ist beim LP-Immunocytom eine solche Ig-Bildung wenigstens histologisch nachweisbar. Wenn jedoch eine Sekretverhaltung besteht (z. B. erkennbar an Russell-Körperchen), kann die Ig-Bildung dem Untersucher des Blutserums verborgen bleiben. Ein erheblicher Teil der LP-Immunocytome verläuft leukämisch und ist dann im Blutbild oft nicht von einer typischen B-CLL zu unterscheiden; manchmal sind die leukämischen Zellen jedoch durch eine starke Cytoplasmabasophilie gekennzeichnet.

Wenn nur γ- oder μ-Ketten im Blut kreisen, spricht man von Schwerkettenkrankheiten (γ- oder μ-Kettenkrankheit). In etwa 5% der LP-Immunocytome

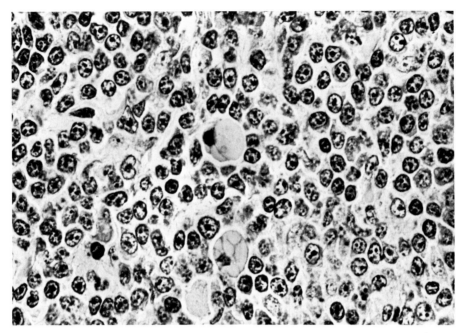

Abb. 7. Lymphoplasmocytoides Immunocytom. 3 Russellsche Körperchen. Einige plasmocytoide Zellen. Vereinzelt Immunoblasten. Die vorherrschende Zelle ist der Lymphocyt. Giemsa, 1 550 ×

entwickeln sich hochgradig maligne Lymphome, vorwiegend immunoblastische Lymphome, gelegentlich auch centroblastische Lymphome.

Plasmocytisches Lymphom (Lymphknotenplasmocytom)

Wir schließen in diese Gruppe nur die „extramedullären" Plasmocytome ein, die primär im lymphatischen Gewebe entstehen. Sie sind sehr selten. Die Tumoren erscheinen monoton; sie bestehen aus Reinkulturen von kleinen Plasmazellen, während Plasmazellvorstufen fehlen. In den Plasmazellen findet man häufiger IgA als IgG, selten IgM (Papadimitriou u. Schwarze 1983).

Centrocytisches Lymphom

Das centrocytische Lymphom besteht aus Reinkulturen von Centrocyten (Abbildung 8), d.h. von Keimzentrumszellen mit Neigung zur Kernkerbung ("cleaved cells"). Im Gegensatz zu Lukes u. Collins (1974a, b) schließen wir centrocytenreiche Lymphome mit Beimengung von Centroblasten aus dieser Gruppe aus und zählen sie zu den centroblastisch/centrocytischen Lymphomen. Dafür gibt es viele Gründe (andere Alters- und Geschlechtsverteilung und Prognose, verschiedener Gehalt an T-Lymphocyten, unterschiedliche Reaktionen der Centrocyten bei Anwendung monoklonaler Antikörper usw.).

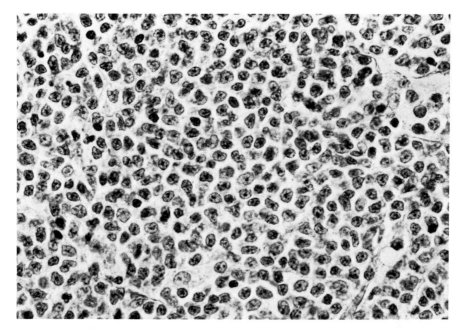

Abb. 8. Centrocytisches Lymphom. Monotones Bild, aber unregelmäßige Kerne. Giemsa, 540 ×

Die Centrocyten wachsen im allgemeinen diffus; gelegentlich zeigen sie eine gewisse Nodularität. Auch kommen Grenzfälle zum centroblastisch/centrocytischen Lymphom vor, wobei der Tumor bei dem gleichen Patienten in dem einen Lymphknoten rein centrocytisch und diffus, in einem anderen Lymphknoten centroblastisch/centrocytisch und follikulär proliferieren kann. Centrocyten tragen in der Regel reichlich Ig an der Membran und enthalten nur selten intracytoplasmatisches Ig. Extrem selten entsteht ein hochgradig malignes Lymphom. Wir sahen nur ein immunoblastisches Lymphom. Häufiger jedoch wird das centrocytische Lymphom in den Endphasen großzelliger, anaplastischer und läßt dann auch eine höhere Mitosezahl erkennen („anaplastisches centrocytisches Lymphom").

Centroblastisch/centrocytisches Lymphom

Der früher mit den Begriffen großfolliküläres Lymphoblastom Brill-Symmers und follikuläres Lymphom bezeichnete Tumor ist die wichtigste Variante des centroblastisch/centrocytischen Lymphoms, nämlich die mit follikulärem Wachstumstyp. Sie macht etwa 70% der centroblastisch/centrocytischen Lymphome aus, während etwa 25% follikulär und diffus proliferieren und 5% diffus wachsen. Etwa 10% der Fälle verlaufen mit einem leukämischen Blutbild.

Allen centroblastisch/centrocytischen Lymphomen ist gemeinsam, daß sie vorwiegend aus Centrocyten (mit Neigung zur Kernkerbung: "cleaved cells") bestehen, daneben aber einige bis mäßig reichlich Centroblasten (ohne Neigung zur Kernkerbung: "non-cleaved cells") enthalten. In allen follikulären oder follikulär

und diffusen Fällen sind zwischen den Follikeln T-Zonen mit reichlich epitheloiden Venolen und T-Lymphocyten nachweisbar. Die follikulären Strukturen reagieren immunhistochemisch wie die Keimzentren (CALLA/positiv, dendritische
Retikulumzellen nachweisbar).

Ein weiteres Merkmal der centroblastisch/centrocytischen Lymphome wurde
von Bennett u. Millett (1969) herausgestellt: die Neigung zur Sklerosierung. Sie
ist beim follikulären Typ selten ($\approx 17\%$), beim diffusen Typ immer vorhanden;
beim follikulär und diffusen Typ findet sie sich in $^2/_3$ der Fälle.

Die Unterscheidung des follikulären centroblastisch/centrocytischen Lymphoms von einer follikulären lymphatischen Hyperplasie ist oft schwierig. Der
wichtigste Parameter ist hierbei das Lebensalter: Das follikuläre centroblastisch/
centrocytische Lymphom kommt praktisch nicht vor dem 20. Lebensjahr vor; follikuläre lymphatische Hyperplasien sind in dieser Lebensspanne jedoch besonders häufig. Nicht selten (10–15% nach Bartels 1980) erfolgt ein Übergang in ein
hochgradig malignes Lymphom, das cytologisch überwiegend aus Centroblasten,
Immunoblasten oder centrocyten-artigen Centroblasten besteht.

b) Maligne Lymphome von hohem Malignitätsgrad

Centroblastisches Lymphom

Ein erheblicher Anteil der hochmalignen Lymphome ist vom centroblastischen
Typ. Die ausschließliche oder doch überwiegende Zellrasse dieses Lymphoms ist
der Centroblast. Oft sind auch etliche Immunoblasten und gelegentlich auch einige anaplastische Centrocyten beigemischt. Wir sprechen dann vom polymorphen Typ, im Gegensatz zu dem rein centroblastischen, dem monomorphen Typ.
Die Centroblasten besitzen rundliche Kerne mit multiplen, oft membranständi-
gen mittelgroßen Nukleolen. Gelegentlich nur die Kerne gelappt („multiloba-
ter"). Das centroblastische Lymphom kann primär oder sekundär (nach niedrigmalignen Lymphomen) auftreten. Die Prognose ist bei sekundärem centroblastischem Lymphom viel schlechter als bei primärem centroblastischem Lymphom.

Lymphoblastische Lymphome

Wir bezeichnen als lymphoblastische Lymphome alle Neoplasien, die im wesentlichen aus mittelgroßen „Blasten" mit mehr oder weniger basophilem Cytoplasma bestehen. Die Kerne besitzen ein feines Chromatin und sind meist rundlich,
bei einem Subtyp auch gyriform ("convoluted"). Die Neoplasien können als so-
lide Tumoren und/oder als Leukämien (akute lymphoblastische Leukämie =
ALL) in Erscheinung treten. Der Begriff lymphoblastisch ist irreführend, weil es
sich nicht um die eigentliche Vorläuferzelle der Lymphocyten handelt; er wird
nach dem herkömmlichen hämatologischen Sprachgebrauch angewandt. Ge-
meint sind die Zellen der akuten lymphatischen Leukämie, die isomorph auch in
soliden Tumoren vorkommen. Die Lymphoblasten dieser Lymphomgruppe sind
von unreifen B- und T-Zellen, die den Knochenmarksstammzellen noch mehr
oder weniger nahestehen, abzuleiten.

In der Kiel-Klassifikation wurden die folgenden drei Hauptgruppen der lymphoblastischen Lymphome einschließlich der ALL unterschieden:

a) das lymphoblastische Lymphom vom B-Typ (überwiegend Burkitt-Typ),
b) das lymphoblastische Lymphom vom T-Typ (überwiegend "convoluted cell type"),
c) das lymphoblastische Lymphom vom unklassifizierten Typ (überwiegend "common ALL").

Lymphoblastisches Lymphom vom B-Typ (überwiegend Burkitt-Typ)

Die Tumorzellen des Burkitt-Typs sind stark basophil und kohäsiv (Abbildung 9). Sie besitzen rundliche Kerne mit multiplen, zentral gelegenen Nukleolen. Im Cytoplasma finden sich häufig Fetttropfen. Zwischen den dichtgepackten Tumorzellen liegen zahlreiche Makrophagen mit Tumorzellphagozytose. Sie heben sich als helle, rundliche Flecken auf dem dunklen Grund der Tumorzellen ab („Sternhimmelbild"). Nur wenn die Tumorzellen die DNS des Epstein-Barr-Virus (EBV) enthalten, sprechen wir vom (echten) Burkitt-Tumor, da das afrikanische Lymphom in der Regel durch eine EBV-Infektion der Tumorzellen gekennzeichnet ist. Von den europäischen Fällen sind nur 10–15% EBV-positiv. Die Tumoren kommen vorwiegend im Abdominalbereich, praktisch nicht im Mediastinum vor. Eine leukämische Ausschwemmung ist selten; nur 2–3% der ALL sind vom B-Typ.

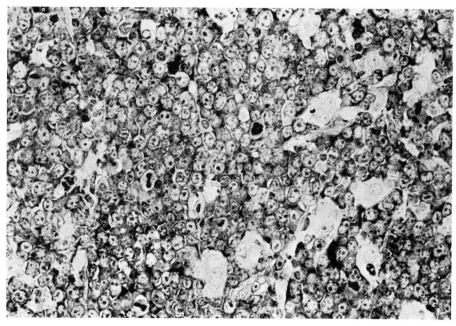

Abb. 9. B-lymphoblastisches Lymphom vom Burkitt-Typ. Kohäsive basophile Tumorzellen. Mehrere Sternhimmelzellen (*hell*). Giemsa, 540 ×

Lymphoblastisches Lymphom vom T-Typ (überwiegend "convoluted cell type")

Dieses Lymphom entspricht der Leukosarkomatose von Sternberg (1908). Das Cytoplasma der Tumorzellen ist schmaler, weniger basophil und nicht kohäsiv. Daher liegen die Tumorzellen scharf separiert nebeneinander (Abbildung 10).

Ein kleiner oder größerer Teil der Kerne besitzt eine gyriforme „buckelige" Oberfläche und wurde von Barcos u. Lukes (1975) als "convoluted" bezeichnet (Abbildung 11a). Es kommen jedoch Fälle der gleichen Art ohne "convolutions" ["non-convoluted lymphoblasts" nach Nathwani et al. (1976)] vor, die jedoch cytochemisch und immunologisch identisch reagieren: Sie sind fokal positiv bei saure-Phosphatase-Reaktion (Abbildung 11b), seltener fokal positiv bei saure-Esterase-Reaktion. Neuerdings konnten Feller et al. (1984) fokal Dipeptidylpeptidase IV in einem Teil der T-lymphoblastischen Lymphome nachweisen.

Die meisten dieser Lymphome entsprechen in ihrem immunologischen Phänotyp Thymuscortexzellen und ihren Vorläufern aus dem Knochenmark, nur ein verschwindend kleiner Teil möglicherweise peripheren T-Lymphocyten.

Das lymphoblastische Lymphom vom T-Typ geht in etwa 80% mit einem Mediastinaltumor (Thymustumor) einher. Etwa 80% der Fälle werden irgendwann während der Erkrankung leukämisch. Unter den ALL sind etwa 30% vom T-Typ.

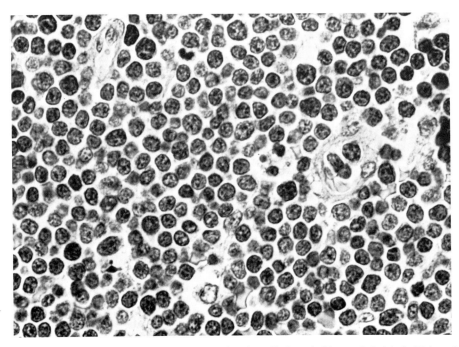

Abb. 10. T-lymphoblastisches Lymphom ("convoluted type"). Lymphoblasten sind nicht kohäsiv und nur gering basophil. Unregelmäßige, z. T. gyriforme Kerne. HE, 875×

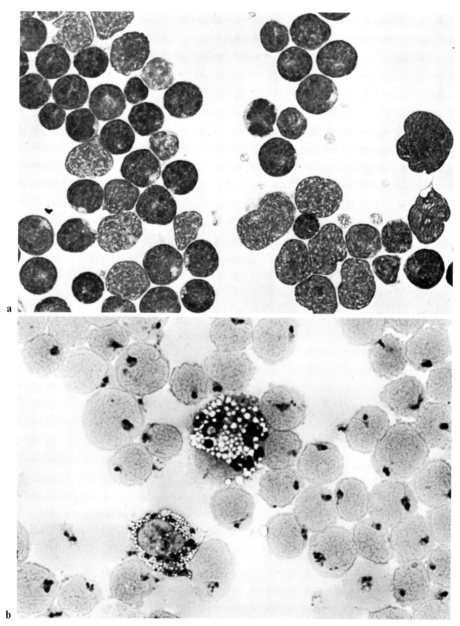

Abb. 11 a, b. T-lymphoblastisches Lymphom im Lymphknoten-Tupfpräparat (**a**) und im Liquor (**b**). Beachte die unregelmäßigen, oft gyriformen Kerne in (**a**) und die fokale saure Phosphatase-Positivität in (**b**). **a** Pappenheim-Färbung, 875 ×. **b** Saure Phosphatase, 875 ×

Unklassifiziertes lymphoblastisches Lymphom (vorwiegend "common ALL")

Unter diesem Begriff fassen wir alle jene lymphoblastischen Lymphome zusammen, deren Zellen weder morphologisch noch cytochemisch als B- oder T-Zellabkömmlinge erkennbar sind und nicht immunologisch untersucht werden können. Sofern dies jedoch möglich ist, ist eine Zuordnung zum B- oder T-Zellensystem praktisch immer möglich. Zum B-Zellensystem zählen lymphoblastische Lymphome/Leukämien vom prä-B-Typ (intracytoplasmatische μ-Ketten nachweisbar) und vom prä-prä-B-Typ (nur positiv bei Anwendung von Pan-B-Antikörpern) (s. Vogler et al. 1978; Greaves 1983). Beide Typen unterscheiden sich vom B-lymphoblastischen Lymphom durch das Fehlen von Oberflächen-Immunglobulinen. Die Diagnose „unklassifiziertes lymphoblastisches Lymphom" wird heute nur noch gestellt, wenn eine Untersuchung von Frischmaterial mit monoklonalen Antikörpern nicht möglich ist.

Histologisch bestehen die Tumoren dieser Art aus Zellen, die ähnlich den Zellen des lymphoblastischen Lymphoms vom T-Typ sind, jedoch meist keine gyriforme Kerne und die keine fokale saure-Phosphatase-Positivität aufweisen.

Dieses Lymphom ist als solider Tumor selten; es tritt meist als ALL auf.

Mit rein morphologischen Methoden wurden verschiedene Gruppen von ALL unterschieden, zuerst von Mathé et al. (1971), dann von einer französisch-amerikanisch-britischen Gruppe („FAB-Klassifikation" Bennett et al. 1976). Diese Versuche sind gegenüber der cytochemisch-immunologischen Charakterisierung der lymphoblastischen Lymphome von bescheidenem Wert (Catovsky et al. 1977) und sollen daher hier im einzelnen nicht dargestellt werden.

Immunoblastische Lymphome

Die immunoblastischen Lymphome wurden früher als Retikulosarkome, Retothelsarkome oder histiocytische maligne Lymphome bezeichnet. Die Tumorzellen sind größer als bei allen anderen Lymphomen, meist stark basophil und besitzen große, zentral gelegene Nukleolen (Abbildung 12).

Etwa 50% der immunoblastischen Lymphome lassen sich durch morphologische Zeichen einer plasmocytischen Differenzierung (Lennert et al. 1978) und/oder 60–70% durch intracytoplasmatischen Nachweis von monotypischem Ig. (Stein et al. 1980) als B-immunoblastisch erkennen. Nur etwa 10% der immunoblastischen Lymphome tragen T-Zellmarker. Der Rest läßt sich mit monoklonalen Antikörpern als B-Zellen-Tumor identifizieren.

Nur etwa 5% der Patienten zeigen ein leukämisches Blutbild (früher „maligne Retikulose" genannt). Bei etwa 10% der B-immunoblastischen Lymphome entwickelt sich eine Paraproteinämie, meist vom IgM-Typ. Etwa 5–10% der B-immunoblastischen Lymphome tritt sekundär, d.h. nach vorbestehender B-CLL oder nach Immunocytom auf.

c) Neue, noch nicht in der Kiel-Klassifikation erfaßte Non-Hodgkin-Lymphome

Durch Anwendung monoklonaler Antikörper ist es gelungen, einige insgesamt seltene maligne Lymphome zu identifizieren, die bei Aufstellung der Kiel-Klassifikation noch in der Gruppe der unklassifizierbaren malignen Lymphome einge-

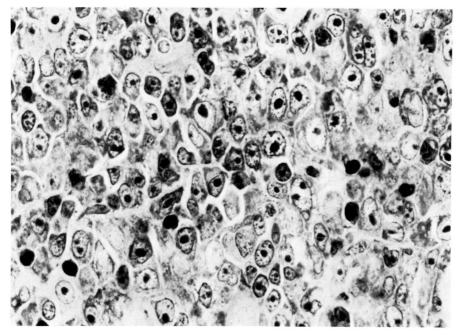

Abb. 12. Immunoblastisches Lymphom vom B-Typ. Große Tumorzellen, oft mit großem zentralem Nukleolus. Vereinzelt plasmocytoide Differenzierung. Giemsa, 875 ×

schlossen waren oder die früher anderen Kategorien zugeordnet wurden, z. B. dem Morbus Hodgkin, der Hyperimmunreaktion oder auch undifferenzierten malignen Geschwülsten. Die wichtigsten dieser Entitäten sind die folgenden:

Lymphoepitheloides Lymphom (Lennert's Lymphom)

Dieser Tumor wurde zunächst als epitheloidzellige Lymphogranulomatose von uns gedeutet (Lennert 1952; Lennert u. Mestdagh 1968), durch immunologische und genetische Methoden gelang es jedoch nachzuweisen, daß es sich um ein malignes Lymphom der T4-Lymphocyten (T-Helferzellen) handelt, das zu einer starken kleinherdigen Epitheloidzellvermehrung führt (wie bei Toxoplasmose! Abbildung 13). Ganz vereinzelt kann man einmal eine Sternbergsche Riesenzelle finden. Die Neoplasie ist den niedrigmalignen Lymphomen vom T-Zell-Typ zuzuordnen. Nur etwa 5% der Patienten entwickeln später ein hochmalignes T-Zellen-Lymphom.

T-Zellen-Lymphom vom Lymphogranulomatosis-X-Typ (AILD-type)

Die Lymphogranulomatosis-X (Lennert 1972; Lennert et al. 1979; Knecht et al. 1985) ist weitgehend identisch mit der angioimmunoblastischen Lymphadenopathie von Frizzera et al. (1974) und der immunoblastischen Lymphadenopathie von Lukes u. Tindle (1975), das morphologische Spektrum ist jedoch noch etwas breiter. Die Lymphogranulomatosis-X wurde von allen Untersuchern als besondere Art der Hyperimmunreaktion gedeutet, die in maligne Lymphome überge-

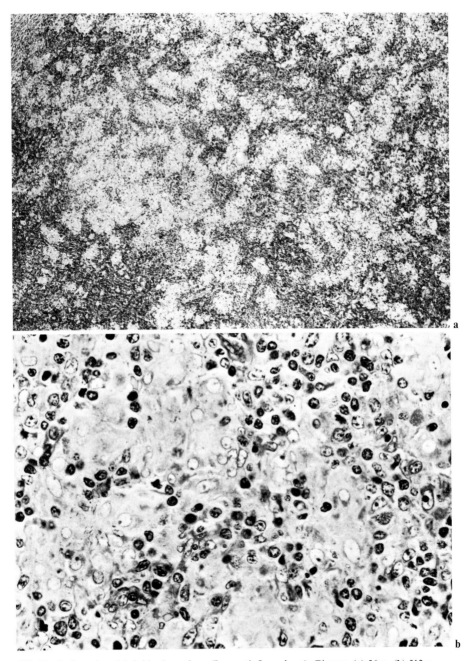

Abb. 13 a, b. Lymphoepitheloides Lymphom (Lennert's Lymphom). Giemsa, **(a)** 56 × , **(b)** 512 ×

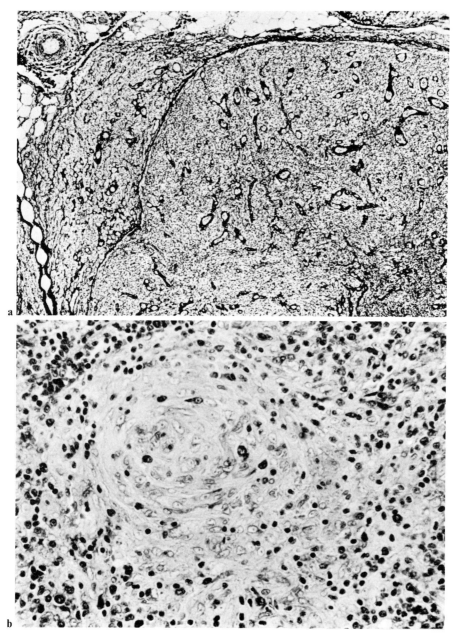

Abb. 14a, b. Lymphogranulomatosis-X. **a** Zerstörte Lymphknotenstruktur. Stark vermehrte Venolen, die man auch jenseits der Kapsel im umgebenden Fettgewebe findet. **b** Sogenanntes ausgebranntes Keimzentrum, praktisch nur bestehend aus dendritischen Retikulumzellen. (**a**) Gomori, 56 ×, (**b**) Giemsa, 350 ×

hen könne. Unsere neuesten Untersuchungen mit immunhistochemischen, klassischen genetischen und molekulargenetischen Methoden haben jedoch gezeigt,
daß etwa 60–80% der Fälle wesensmäßig als periphere T-Zellen-Lymphome be-
sonderer Morphologie aufzufassen sind. Das klinische Bild läßt eine Differenzierung offenbar nicht zu (Shimoyama et al. 1979; Knecht u. Lennert 1981a, b). In
beiden Fällen bestehen Zeichen einer Hyperimmunreaktion mit Hautrötung,
Hautjucken, Bluteosinophilie, Fieber etc. (Knecht u. Lennert 1981a, b). Histologisch sind von uns (Lennert et al. 1979) verschiedene Typen je nach der vorherr-
schenden Zellrasse unterschieden worden (Immunoblasten-, Plasmazellen-, Epi-
theloidzellen-, Lymphocyten- und Mischtyp). Charakteristisch ist eine starke
Vermehrung von epitheloiden Venolen (Abbildung 14a) mit PAS-positiven Abla-
gerungen in der Venenwand und Umgebung. Die Follikel sind verschwunden,
stattdessen sieht man „ausgebrannte Keimzentren", die in Wirklichkeit Herde
von proliferierten dendritischen Retikulumzellen darstellen (Abbildung 14b). Die
Tumorzellen stellen meist T-Zellen vom Helfertyp dar.

Ki1-positives großzelliges Lymphom

Für diesen Tumor ist die Zuordnung zu HL und NHL noch offen. Wir haben ihn
auf S. 12–13 bereits abgehandelt. Dies darf jedoch nicht in dem Sinne mißverstan-
den werden, daß wir dieses Lymphom unter die HL subsumieren.

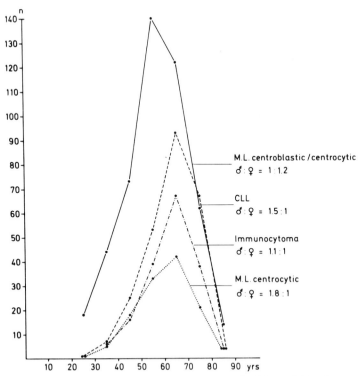

Abb. 15. Altersverteilung der NHL von niedrigem Malignitätsgrad. (Aus Lennert: Histopathologie der
NHL 1981)

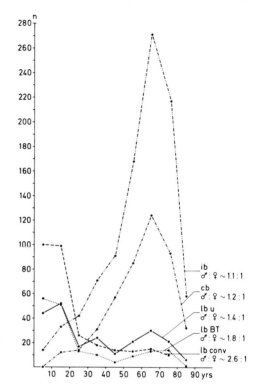

Abb. 16. Altersverteilung der NHL von hohem Malignitätsgrad. (Aus Lennert: Histopathologie der NHL 1981)

d) Alters- und Geschlechtsverteilung der NHL

Die Alters- und Geschlechtsverteilung der NHL ist aus Abbildung 15 und 16 ersichtlich. Danach kommen niedrigmaligne NHL praktisch nicht vor dem 20. Lebensjahr vor; der Gipfel liegt im 6. oder 7. Jahrzehnt. Hochgradig maligne Lymphome zeigen zwei Gipfel, einen ersten im Kindes- und Jugendalter, einen zweiten im hohen Erwachsenenalter. Mit Ausnahme des centroblastisch/centrocytischen Lymphoms überwiegt das männliche Geschlecht gering oder deutlich.

e) Die Häufigkeit der einzelnen Non-Hodgkin-Lymphome

Im Lymphknotenregister Kiel wurden 1982 – außerhalb von Verbundstudien und außerhalb der konsilarischen Begutachtung für andere Pathologen – in Lymphknotenbiopsien maligne Lymphome entsprechend den Zahlen der Tabelle 5 diagnostiziert.

Man sieht zunächst, daß das Verhältnis niedrig- zu hochmaligne Lymphome 2:1 ist. Die Häufigkeitsskala reicht von der chronischen lymphatischen Leukämie vom B-Typ in 21% über das centroblastisch/centrocytische Lymphom (17,4%) und das Immunocytom (14,0%) zu den centroblastischen Lymphomen (10,5%), den centrocytischen und immunoblastischen Lymphomen mit je 8,4% sowie den lymphoblastischen Lymphomen (7,9%), wobei B- und T-Zellen-Typen der lymphoblastischen Lymphome sich etwa die Waage halten (3 bzw. 2,9%). Selten

Tabelle 5. Die einzelnen histologischen Typen der NHL in einem unselektionierten Untersuchungsgut des Kieler Lymphknotenregisters. Nur Lymphknotenfälle, 1982

Histologische Typen der malignen Lymphome	n		%	
Niedrigmaligne				
Lymphocytisch	139		24,0	
davon B-CLL		122		21,0
T-CLL		–		–
Haarzellen-Leukämie		3		0,5
Mycosis fung., Sézary-S.		5		0,9
T-Zonen-Lymphom		9		1,6
Lymphoplasmocytisch/-cytoid (LP-Immunocytom)	81		14,0	
Plasmocytom	2		0,3	
Centrocytisch	49		8,4	
Centroblastisch/centrocytisch	101		17,4	
Grenzfälle	5		0,9	
Unklassifiziert niedrigmaligne	10		1,7	
Summe: niedrigmaligne	387		66,7	
Hochmaligne				
Centroblastisch	61		10,5	
Lymphoblastisch	46		7,9	
davon B-, insb. Burkitt-Typ		18		3,1
T- („convoluted type")		17		2,9
Unklassifiziert		11		1,9
Immunoblastisch	49		8,4	
Unklassifiziert hochmaligne	33		5,7	
Summe: hochmaligne	326		32,6	
Unklassifiziertes ML	4		0,7	
Summe aller ML	580		100,0	
Neue ML der NHL-Reihe				
Lymphoepitheloides L. (Lennert's L.)	13		–	
Lymphogranulomatosis-X (T-Zellen-L. vom LGR-X-Typ)	20		–	
Ki1-Lymphom	10		–	

kommen Haarzellen-Leukämien, Mycosis fungoides und Sézary-Syndrom, T-Zonen-Lymphom und Lymphknoten-Plasmocytom vor (Fälle von metastasiertem Knochenmarks-Plasmocytom sind hier nicht mit aufgelistet, sie sind jedoch auch selten). Ein besonderes Wort verdienen die Grenzfälle und die unklassifizierten malignen Lymphome. Die Grenzfälle liegen nur zwischen verwandten Lymphomen, z. B. B-CLL und Immunocytom. Die unklassifizierten Fälle sind seltener bei den niedrigmalignen (1,7%) als bei den hochmalignen Formen (5,7%), d. h. die starke cytologische Anaplasie der hochmalignen Lymphome läßt es mit rein morphologischen Methoden oft nicht zu, eine eindeutige Zuordnung zu den verschiedenen Typen der Kiel-Klassifikation zu treffen. In solchen Fällen reicht für das therapeutische Vorgehen des Klinikers meist die Angabe „unklassifiziertes hochmalignes NHL" aus. Eine definitive Typisierung sollte freilich durch immunhistochemische Untersuchung an Frischmaterial nach erneuter Biopsie angestrebt werden. Nur in wenigen Fällen läßt sich – aus technischen Gründen – eine Graduierung des unklassifizierten Lymphoms nicht erreichen. Hier ist eine Rebiopsie unerläßlich. In der Tabelle 5 sind noch drei Entitäten angefügt, die bisher nicht in der Kiel-Klassifikation enthalten sind, die jedoch als NHL gelten können. Die angegebenen Zahlen sollen nur einen ungefähren Hinweis auf ihre Häufigkeit im Vergleich zu den übrigen NHL geben. Sie machen zusammen nicht mehr als 7% aller NHL aus.

VI. Maligne Neoplasien der Histiocyten und verwandter Zellen

In diesem Kapitel sollen nur Neoplasien von Histiocyten und verwandter Zellen abgehandelt werden. In den USA spricht man jetzt gerne von „echten" histiocytischen Neoplasien im Gegensatz zu den „Histiocyten" von Rappaport, die heute als Immunoblasten, d. h. als Varianten der Lymphocyten angesehen werden. Dieses Kapitel steht also für den 1963 unter dem Begriff maligne Neoplasien der retikulohistiocytären Zellen abgehandelten Abschnitt, der Retikulosen, Retikulosarkom und Histiocytosis-X umfaßte.

1. Ableitung der Histiocyten und verwandter Zellen

Im Knochenmark entsteht aus Promyelocyten (Leder 1967; Parwaresch et al. 1984) der Monocyt, der wahrscheinlich bereits in mehrere Richtungen ausdifferenziert ist. Er kann sich im Gewebe in verschiedene Zellen umwandeln, zumindest in vier Typen, die funktionell und morphologisch scharf voneinander unterschieden werden können (Abbildung 17):

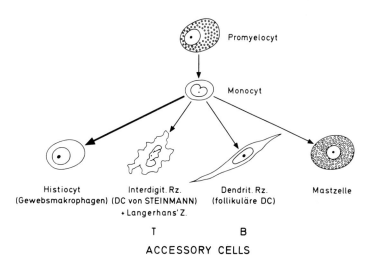

Abb. 17. Die monocytische Herkunft der Histiocyten und verwandter Zellen

1. die Histiocyten oder "residential macrophages" oder histiocytischen Retikulumzellen: Sie sind größer als Monocyten, teilen sich wahrscheinlich nur einmal während ihrer langen Lebensspanne (Parwaresch u. Wacker 1984), enthalten viel mehr saure Phosphatase und unspezifische Esterase als Monocyten
   und zeigen eine starke phagocytotische Aktivität.
2. die interdigitierenden Retikulumzellen, auch interdigitierende Zellen oder dendritische Zellen im Sinne von Steinmann genannt, sind die sog. "accessory
   cells" der T-Region und kooperieren hier mit T-Lymphocyten. Sie enthalten
   nur wenig saure Phosphatase und saure Esterase, zeigen jedoch reichlich ATP-
   ase an der Oberfläche. Sie färben sich mit den monoklonalen Antikörpern T6
   und S-100 an. In der Haut kommen fast identische Zellen vor, sie werden Langerhans-Zellen genannt.
3. die dendritischen Retikulumzellen, auch folliküläre dendritische Zellen genannt, kommen nur in den Lymphfollikeln, also den B-Regionen des lymphatischen Gewebes vor und dienen hier als "accessory cells" der B-Lymphocyten.
   Sie lassen keine saure Phosphatase, dagegen etwas unspezifische Esterase
   nachweisen, sind an der Oberfläche positiv für 5'Nucleotidase und färben sich
   mit mehreren monoklonalen Antikörpern, z. B. Ki-M4 oder dem Antikörper
   für den C3-Rezeptor, positiv an.
4. die (Gewebs-)Mastzellen. Ihre monocytogene Herkunft wurde in zahlreichen
   Experimenten unserer Arbeitsgruppe belegt und zwar sowohl im Tierversuch
   wie in Kulturen menschlicher Monocyten (Lit. s. Parwaresch et al. 1985).

2. Neoplasien der Histiocyten und verwandter Zellen

Die häufigste Neoplasie dieser Gruppe stellt die *Monocytenleukämie* dar, sie verläuft in der Regel akut und darf dann als Variante der akuten myeloischen Leukämie aufgefaßt werden. In den Infiltraten sieht man daher meist neben Monocyten auch mehr oder weniger reichlich Chloracetat-Esterase-positive Promyelocyten und Myelocyten. Gelegentlich kommt es vor, während oder nach den klinischen Erscheinungen einer Monocyten-Leukämie zu tumorförmigen Infiltraten
an verschiedensten Lokalisationen, z. B. in Haut und Schleimhäuten, wobei bizar-
re neoplastische monocytoide Tumorzellen auftreten.
    Maligne Neoplasien der Histiocyten mag man als *maligne Histiocytose* (wenn
sie diffus und disseminiert ausgebreitet sind) oder als *histiocytisches Sarkom*
(wenn sie umschriebene Tumoren bilden) bezeichnen. Sie bestehen aus mittelgroßen bis großen Zellen, die morphologisch eine erhebliche Variabilität zeigen. Um
sie als Histiocyten sicher interpretieren zu dürfen, müssen sie entweder stark positiv für unspezifische Esterase sein (nur in Tupf- und Gefrierpräparaten möglich!) oder positiv reagieren für einen Histiocyten-spezifischen monoklonalen Antikörper (z. B. Ki-M1 oder Ki-M8). Solche Neoplasien sind extrem selten. Sie
dürften nicht mehr als 1–5 auf 1 000 NHL ausmachen.

3. Maligne Tumoren der interdigitierenden Retikulumzellen

Diese wurden bereits mehrfach beobachtet. Auch wir haben 6 Fälle dieser Art gesehen. Sie sind vor allem an den bizarren Kernen und der oft nachweisbaren S-

100-Positivität erkennbar. Sie können primär in Lymphknoten, aber auch in den Tonsillen vorkommen.

Sichere maligne Tumoren der dendritischen Retikulumzellen sind uns nicht bekannt.

4. Maligne Neoplasien der Mastzellen

Diese sind als maligne Mastozytose, Mastzellen-Leukämie und Mastzellen-Sarkom bekannt. Sie sind sehr selten. Neuere Übersicht s. Parwaresch et al. (1985).

Die früher zu den malignen retikulocytären Neubildungen gezählte *Histiocytosis-X* wird heute als eine Proliferation von Langerhans-Zellen aufgefaßt und entsprechend als Langerhans-Granulomatose bezeichnet. Sie stellt also eine Proliferation der T-accessory cells dar, die vor allem in der Haut vorkommen, aber auch in verschiedenen inneren Organen wie auch in den Lymphknoten nachgewiesen wurden. Die Histiocytosis-X wird heute nicht mehr als maligner Tumor aufgefaßt, u. a. weil ein Teil, z. B. das eosinophile Granulom des Lymphknotens und Knochens spontan abheilen kann. Im übrigen hat das eosinophile Granulom des Lymphknotens eine ausgezeichnete Prognose, wenn es nicht Teil einer generalisierten Granulomatose ist (Motoi et al. 1980).

VII. Tumormetastasen in Halslymphknoten

Über Lymphknotenreaktionen bei Karzinomen im Quellgebiet sind mehrere größere Studien vorgelegt worden (z. B. Grundmann 1984; Horny u. Horst 1984). Hinzugekommen ist vor allem die Erkenntnis, daß im Abflußgebiet von Karzinomen die T-Regionen der Lymphknoten unter Ausbildung großer T-Knoten reagieren. Dies soll ein prognostisch günstiges Zeichen sein (Syrjänen u. Hjelt 1977). Detaillierte immunhistochemische Befunde in karzinomregionären Lymphknoten siehe bei Horny u. Horst (1984).

Zu den früher gemachten Ausführungen über Tumormetastasen in Halslymphknoten ist nicht viel hinzuzufügen. Nur ein Tumor, der bemerkenswerterweise seinerzeit als Halslymphknotenmetastase nicht in unserem Untersuchungsgut vorkam, den man aber unbedingt kennen muß, soll hier angeführt werden: das papilläre Schilddrüsenkarzinom. Die Erkennung dieses Tumors ist ebenso wichtig wie die Erkennung des lymphoepithelialen Karzinoms Schmincke; denn in beiden Fällen kann die Metastase früher sichtbar werden als der Primärtumor. Sie muß sofort und notfalls mit blinden chirurgischen Maßnahmen dazu veranlassen, den Primärtumor zu suchen, und man muß ihn finden. Beim papillären Schilddrüsenkarzinom wird man eine ipsilaterale Hemithyreoidektomie durchführen, wenn sich ein Primärtumor klinisch nicht feststellen läßt. Die entfernte Schilddrüsenhälfte muß dann peinlich genau nach dem, unter Umständen nur stecknadelkopfgroßen Primärtumor durchforscht werden. Die Existenz einer frühzeitigen Lymphknotenmetastasierung trübt übrigens die Prognose des papillären Schilddrüsenkarzinoms nicht.

VIII. Schluß

Es gibt kaum ein anderes Gebiet der Pathologie, auf dem sich in den letzten 1 ½ Jahrzehnten eine solch stürmische Entwicklung vollzogen hat wie die Pathologie des lymphatischen Gewebes. Daran waren fundamentale Entdeckungen der experimentellen Immunforschung schuld. Sie ermöglichten nicht nur neue Konzepte, sondern gaben auch zunehmend verfeinerte Untersuchungstechniken an die Hand. Ein erster Höhepunkt war die Gewinnung monoklonaler Antikörper, deren Anwendung freilich weit über die Lymphknotenpathologie hinausreicht. Ein neuer Höhepunkt zeichnet sich ab: Die Untersuchung der DNS mit molekulargenetischen Methoden, heute unter dem Stichwort "Rearrangement" in vieler Munde (s. Korsmeyer et al. 1985). Wir dringen sozusagen eine weitere Etage tiefer in die Biologie der Tumorzellen und ihrer normalen Äquivalente vor. In der DNS finden wir die genetische Basis für die an der Zelloberfläche exprimierten verschiedenen Antigene, die von unseren monoklonalen Antikörpern erkannt werden. Wir erhalten durch die DNS-Analyse aber auch entscheidende Einblicke in die Mechanismen der Lymphomentstehung (Stichwort hierfür: „Onkogene"). Unser Weltbild wird sich erweitern und in Teilbereichen sicherlich auch ändern. Die Morphologie wird aber gleich bleiben. Dies schließt nicht aus, daß neue Informationen durch die gentechnologischen Methoden auch dazu führen, gewohnte morphologische Bilder neu zu interpretieren oder erstmals zu verstehen. So bleiben wir immer Lernende. Das erhält jung und macht bescheiden.

Literatur

Barcos MP, Lukes RJ (1975) Malignant lymphoma of convoluted lymphocytes: A new entity of possible T-cell type. In: Sinks LF, Godden JO (eds) Conflicts in childhood cancer, vol IV. Liss, New York, pp 147–178

Bartels H (1980) Prognose der malignen Lymphome der Keimzentren. Lübeck, Habil.-Schrift

Bennett JM, Catovksy D, Daniel M-T, Flandrin G, Galton DAG, Gralnick HR, Sultan C (1976) Proposals for the classification of the acute leukaemias. Br J Haematol 33:451–458

Bennett MH, MacLennan KA, Easterling MJ, Vaughan Hudson B, Vaughan Hudson G, Jelliffe AM (1985) Analysis of histological subtypes in Hodgkin's disease in relation to prognosis and survival. In: Quaglino D, Hayhoe FGJ (eds) The cytobiology of leukaemias and lymphomas. Serono Symposia Publications from Raven Press, vol 20. Raven Press, New York, pp 15–32

Bennett MH, Millett YL (1969) Nodular sclerotic lymphosarcoma. A possible new clinico-pathological entity. Clin Radiol 20:339–343

Brittinger G, Bartels H, Common H, Dühmke E, Fülle HH, Gunzer U, Gyenes T, Heinz R, König E, Meusers P, Paukstat M, Pralle H, Theml H, Köpcke W, Thieme C, Zwingers T, Musshoff K, Stacher A, Brücher H, Herrmann F, Ludwig WD, Pribilla W, Burger-Schüler A, Löhr GW, Gremmel H, Oertel J, Gerhartz H, Koeppen K-M, Boll I, Huhn D, Binder T, Schoengen A, Nowicki L, Pees HW, Scheurlen PG, Leopold H, Wannenmacher M, Schmidt M, Löffler H, Michlmayr G, Thiel E, Zettel R, Rühl U, Wilke HJ, Schwarze E-W, Stein H, Feller AC, Lennert K (Kiel Lymphoma Study Group) (1984) Clinical and prognostic relevance of the Kiel classification of non-Hodgkin lymphomas results of a prospective multicenter study by the Kiel Lymphoma Study Group. Hematol Oncol 2:269–306

Byrne E Jr, Rappaport H (1973) Malignant histiocytosis. Gann Monogr Cancer Res 15:145–162

Catovsky D, Sultan C, Bennett JM (1977) Classification of acute leukemias. Ann Intern Med 87:740–753

Cross RM (1969) Hodgkin's disease: Histological classification and diagnosis. J Clin Pathol 22:165–182

Feller AC, Lennert K, Stein H, Bruhn H-D, Wuthe HH (1983) Immunohistology and aetiology of histiocytic necrotizing lymphadenitis. Report of three instructive cases. Histopathology 7:825–839

Feller AC, Parwaresch MR, Lennert K (1983) Subtyping of chronic lymphocytic leukemia of T-type by dipeptidylaminopeptidase IV (DAP IV), monoclonal antibodies, and Fc-receptors. Cancer 52:1609–1612

Feller AC, Parwaresch MR, Lennert K (1984) Cytochemical distribution of dipeptidylaminopeptidase IV (DAP IV; EC 3.4.14.5) in T-lymphoblastic lymphoma/leukemia characterized with monoclonal antibodies. Leuk Res 8:397–406

Feller AC, Parwaresch MR, Stein H, Ziegler A, Herbst H, Lennert K (1985) Immuno-phenotyping of T-lymphoblastic lymphoma/leukemia: Correlation with normal T-cell maturation. Leuk Res (im Druck)

Frizzera G, Moran EM, Rappaport H (1974) Angio-immunoblastic lymphadenopathy with dysprotein-aemia. Lancet I:1070–1073

Fujimoto Y, Kojima Y, Yamaguchi K (1972) Cervical subacute necrotizing lymphadenitis. (Jpn.) Naika 30:920–927

Galton DAG, Godman JM, Wiltshaw E, Catovsky D, Henry K, Goldenberg GJ (1974) Prolymphocytic leukaemia. Br J Haematol 27:7–23

Gérard-Marchant R, Hamlin I, Lennert K, Rilke F, Stansfeld AG, van Unnik JAM (1974) Classification of non-Hodgkin's lymphomas. (Letter to the Editor) Lancet II:406–408

Gerdes J, Dallenbach F, Lennert K, Lemke H, Stein H (1984b) Growth fractions in malignant non-Hodgkin's lymphomas (NHL) as determined in situ with the monoclonal antibody Ki-67. Hematol Oncol 2:365–371

Gerdes J, Lemke H, Baisch H, Wacker H-H, Schwab U, Stein H (1984a) Cell cycle analysis of a cell proliferation-associated human nuclear antigen defined by the monoclonal antibody Ki-67. J Immunol 133:1710–1715

Greaves MF (1983) Immunobiology of lymphoid malignancy. Haematol Blood Transfus 28:3–10

Grundmann E (1984) Die lymphogene Metastasierung. Verh Dtsch Ges Pathol 68:33–46

Hansmann M-L (1986) Morphologische, immunohistochemische und klinische Befunde beim lympho-zytenreichen Morbus Hodgkin. Kiel, Habil.-Schrift

Hansmann M-L, Kaiserling E (1982) The lacunar cell and its relationship to interdigitating reticulum cells. Virchows Arch [Cell Pathol] 39:323–332

Hansmann M-L, Zwingers T, Böske A, Löffler H, Lennert K (1984) Clinical features of nodular para-granuloma (Hodgkin's disease, lymphocyte predominance type, nodular). J Cancer Res Clin Oncol 108:321–330

Horny H-P, Horst H-A (1984) Quantitative immunhistologische Befunde an Lymphknoten im Abfluß-gebiet von nicht-metastasierten und metastasierten Mamma- und Coloncarcinomen. Verh Dtsch Ges Pathol 68:47–66

Jackson H Jr, Parker F Jr (1947) Hodgkin's disease and allied disorders. Oxford University Press, London

Kikuchi M (1972) Lymphadenitis showing focal reticulum cell hyperplasia with nuclear debris and phagocytes: a clinico-pathological study. Nippon Ketsueki Gakkai Zasshi 35:379–380

Kikuchi M, Mitsui T, Matsui N, Sato E, Tokunaga M, Hasui K, Ichimaru M, Kinoshita K, Kamihira S (1979) T-cell malignancies in adults: Histological studies of lymph nodes in 110 patients. Jpn J Clin Oncol [Suppl] 9:407–422

Knecht H, Lennert K (1981 a) Vorgeschichte und klinisches Bild der Lymphogranulomatosis X (einschließlich [angio]immunoblastischer Lymphadenopathie). Schweiz Med Wochenschr 111:1108–1121

Knecht H, Lennert K (1981 b) Verlauf, Therapie und maligne Transformation der Lymphogranulomatosis X (einschließlich [angio]immunoblastischer Lymphadenopathie). Schweiz Med Wochenschr 111:1122–1130

Knecht H, Schwarze E-W, Lennert K (1985) Histological, immunohistological and autopsy findings in lymphogranulomatosis X (including angio-immunoblastic lymphadenopathy). Virchows Arch [A] 406:105–124

Korsmeyer SJ, Bakhshi A, Siminovitch KA, Wright JJ (1985) DNA rearrangements as unique molecular markers of clonality, cellular lineage, differentiation, and translocation. In: Pattengale PK, Lukes RJ, Taylor CR (eds) Lymphoproliferative diseases: Pathogenesis, diagnosis, therapy. Nijhoff, Boston, Dordrecht-Lancaster, pp 21–35

Leder L-D (1967) Der Blutmonocyt. In: Experimentelle Medizin, Pathologie und Klinik Bd 23. Springer, Berlin Heidelberg New York

Lennert K (1952) Zur histologischen Diagnose der Lymphogranulomatose. Frankfurt, Habil.-Schrift

Lennert K (1961) Lymphknoten. Diagnostik in Schnitt und Ausstrich. In: Bandteil A: Cytologie und Lymphadenitis. Handbuch der speziellen pathologischen Anatomie und Histologie, Bd I/3A. Springer, Berlin Göttingen Heidelberg

Lennert K (1963) Pathologie der Halslymphknoten. 34. Tagung d. Dtsch. Ges. Hals-Nasen-Ohrenärzte, Berlin 1963. Arch Ohren Nasen Kehlk Heilkd 182:1–124

Lennert K (1969) Pathologisch-anatomische Klassifikation der malignen Lymphome. Strahlentherapie (Sonderbd) 69:1–7

Lennert K (1973) Pathologisch-histologische Klassifizierung der malignen Lymphome. In: Stacher A (Hrsg) Leukämien und maligne Lymphome. Urban & Schwarzenberg, München Berlin Wien, S 181–194

Lennert K, Collins RD, Lukes RJ (1983) Concordance of the Kiel and Lukes-Collins classifications of non-Hodgkin's lymphomas. Histopathology 7:549–559

Lennert K, Feller AC (1985) Morphology and immunohistology of T cell lymphomas. In: Quaglino D, Hayhoe FGJ (eds) The cytobiology of leukaemias and lymphomas. Serono Symposia Publications from Raven Press, vol 20. Raven Press, New York, pp 81–90

Lennert K, Feller AC, Gödde-Salz E (1986) Morphologie, Immunhistochemie und Genetik peripherer T-Zellen-Lymphome. Oncologia (Basel, im Druck)

Lennert K, Knecht H, Burkert M (1979) Vorstadien maligner Lymphome. Verh Dtsch Ges Pathol 63:170–196

Lennert K, Mestdagh J (1968) Lymphogranulomatosen mit konstant hohem Epitheloidzellgehalt. Virchows Arch [A] 344:1–20

Lennert K, Mohri N (1974) Histologische Klassifizierung und Vorkommen des M. Hodgkin. Internist 15:57–65

Lennert K, Mohri N, Stein H, Kaiserling E (1975) The histopathology of malignant lymphoma. Br J Haematol [Suppl] 31:193–203

Lennert K, in collaboration with Mohri N, Stein H, Kaiserling E, Müller-Hermelink HK (1978) Malignant lymphomas other than Hodgkin's disease. Springer, Berlin Heidelberg New York (Handbuch der speziellen pathologischen Anatomie und Histologie, Bd I/3B)

Lennert K, Niedorf HR, Blümcke S, Hardmeier T (1972) Lymphadenitis with massive hemophagocytic sinus histiocytosis. Virchows Arch [Cell Pathol] 10:14–29

Lennert K, Schwarze E-W, Krüger G (1981) Lymphknotenveränderungen durch Virusinfektionen. Verh Dtsch Ges Pathol 65:151–171

Lennert K, Stein H (1981) Histopathologie der Non-Hodgkin-Lymphome (nach der Kiel Klassifikation). Springer, Berlin Heidelberg New York

Lukes RJ (1971) Criteria for involvement of lymph node, bone marrow, spleen, and liver in Hodgkin's disease. Cancer Res 31:1755–1767

Lukes RJ (1972) The pathologic manifestations of Hodgkin's disease. Z Krebsforsch 78:129–136

Lukes RJ, Butler JJ, Hicks EB (1966 a) Natural history of Hodgkin's disease as related to its pathologic picture. Cancer 19:317–344

Lukes RJ, Craver LF, Hall TC, Rappaport H, Ruben P (1966 b) Report of the Nomenclature Committee. Cancer Res 26:1311

Lukes RJ, Collins RD (1974 a) A functional approach to the classification of malignant lymphoma. Recent Results Cancer Res 46:18–30

Lukes RJ, Collins RD (1974 b) Immunologic characterization of human malignant lymphomas. Cancer 34:1488–1503

Lukes RJ, Parker JW, Taylor CR, Tindle BH, Cramer AD, Lincoln TL (1978) Immunologic approach to non-Hodgkin lymphomas and related leukemias. Analysis of the results of multiparameter studies of 425 cases. Semin Hematol 15:322–351

Lukes RJ, Tindle BH (1975) Immunoblastic lymphadenopathy: A hyperimmune entity resembling Hodgkin's disease. N Engl J Med 292:1–8

Mathé G, Pouillart P, Sterescu M, Amiel JL, Schwarzenberg L, Schneider M, Hayat M, de Vassal F, Jasmin C, Lafleur M (1971) Subdivision of classical varieties of acute leukemia. Correlation with prognosis and cure expectancy. Eur J Clin Biol Res 16:554–560

Mitrou PS, Queisser W, Lennert K, Sandritter W (1969) Kombinierte autoradiographisch-cytophotometrische Untersuchungen von Keimzentrumszellen der menschlichen Tonsille. Virchows Arch [Cell Pathol] 3:156–170

Motoi M, Helbron D, Kaiserling E, Lennert K (1980) Eosinophilic granuloma of lymph nodes – a variant of histiocytosis X. Histopathology 4:585–606

Müller-Hermelink HK, Lennert K (1978) The cytologic, histologic, and functional bases for a modern classification of lymphomas. In: Lennert K (ed) Malignant lymphomas other than Hodgkin's disease. Springer, Berlin Heidelberg New York (Handbuch der speziellen pathologischen Anatomie und Histologie, vol I/3B, pp 1–71)

Nathwani BN, Kim H, Rappaport H (1976) Malignant lymphoma, lymphoblastic. Cancer 38:964–983

Nieuwenhuis P, Lennert K (1980) Histophysiology of normal lymphoid tissue and immune reactions. In: Van den Tweel JG (ed) Malignant lymphoproliferative diseases. Leiden University Press, The Hague Boston London (Boerhaave Series for Postgraduate Medical Education, vol 17, pp 3–12)

The Non-Hodgkin's Lymphoma Pathologic Classification Project (1982) National Cancer Institute sponsored study of classifications of non-Hodgkin's lymphomas. Summary and description of a working formulation for clinical usage. Cancer 49:2112–2135

O'Connell MJ, Schimpff SC, Kirschner RH, Abt AB, Wiernik PH (1975) Epithelioid granulomas in Hodgkin disease. A favorable prognostic sign? J Am Med Assoc 233:886–889

Papadimitriou CS, Schwarze E-W (1983) Extramedullary non-gastrointestinal plasmocytoma. An immunohistochemical study of sixteen cases. Pathol Res Pract 176:306–312

Parwaresch MR, Horny H-P, Lennert K (1985) Tissue mast cells in health and disease. Pathol Res Pract 179:439–461

Parwaresch MR, Radzun HJ, Bödewadt S, Frendel A, Sundström C, Lennert K (1984) Alternative myelomonocytic differentiation of HL-60 reflects dual prospective potency of promyelocytes in human. Cell Immunol 89:385–398

Parwaresch MR, Wacker H-H (1984) Origin and kinetics of resident tissue macrophages. Parabiosis studies with radiolabelled leucocytes. Cell Tissue Kinet 17:25–39

Pileri S, Kikuchi M, Helbron D, Lennert K (1982) Histiocytic necrotizing lymphadenitis without granulocytic infiltration. Virchows Arch [A] 395:257–271

Poiesz BJ, Ruscetti FW, Gazdar AF, Bunn PA, Minna JD, Gallo RG (1980) Detection and isolation of type C retrovirus particles from fresh and cultured lymphocytes of a patient with cutaneous T-cell lymphoma. Proc Natl Acad Sci USA 77:7415–7419

Poppema S, Kaiserling E, Lennert K (1979) Hodgkin's disease with predominance, nodular type (nodular paragranuloma) and progressively transformed germinal centres – a cytohistological study. Histopathology 3:295–308

Rappaport H (1966) Tumors of the hematopoietic system. Atlas of Tumor Pathology, sect 3, fasc 8. Armed Forces Institute of Pathology, Washington

Rappaport H, Winter WJ, Hicks EB (1956) Follicular lymphoma. A re-evaluation of its position in the scheme of malignant lymphoma, based on a survey of 253 cases. Cancer 9:792–821

Rosai J, Dorfman RF (1969) Sinus histiocytosis with massive lymphadenopathy. A newly recognized benign clinicopathological entity. Arch Pathol 87:63–70

Sacks EL, Donaldson SS, Gordon J, Dorfman RF (1978) Epithelioid granulomas associated with Hodgkin's disease. Clinical correlations in 55 previously untreated patients. Cancer 41:562–567

Schwab U, Stein H, Gerdes J, Lemke H, Kirchner H, Schaadt M, Diehl V (1982) Production of mono-clonal antibody specific for Hodgkin and Sternberg-Reed cells of Hodgkin's disease and a subset of normal lymphoid cells. Nature 299:65–67

Shimoyama M, Minato K, Saito H, Takenaka T, Watanabe S, Nagatani T, Naruto M (1979) Immu-noblastic lymphadenopathy (IBL)-like T-cell lymphoma. Jpn J Clin Oncol [Suppl 1] 9:347–356

Stein H, Bonk A, Tolksdorf G, Lennert K, Rodt H, Gerdes J (1980) Immunohistologic analysis of the organization of normal lymphoid tissue and non-Hodgkin's lymphomas. J Histochem Cytochem 28:746–760

Stein H, Gerdes J, Schwab U, Lemke H, Mason DY, Ziegler A, Schienle W, Diehl V (1982) Identifi-cation of Hodgkin and Sternberg-Reed cells as a unique cell type derived from a newly-detected small-cell population. Int J Cancer 30:445–459

Stein H, Lennert K, Feller AC, Mason DY (1984) Immunohistological analysis of human lymphoma: Correlation of histological and immunological categories. Adv Cancer Res 42:67–147

Stein H, Lennert K, Mason DY, Liangru S, Ziegler A (1984) Immature sinus histiocytes. Their iden-tification as a novel B-cell population. Am J Pathol 117:44–52

Stein H, Mason DY, Gerdes J, O'Connor N, Wainscoat J, Pallesen G, Gatter K, Falini B, Delsol G, Lemke H, Schwarting R, Lennert K (1985) The expression of the Hodgkin's disease associated antigen Ki-1 in reactive and neoplastic lymphoid tissue. Blood 66 (in press)

Sternberg C (1908) Über Leukosarkomatose. Wien Klin Wochenschr 21:475–480

Strum SB, Rappaport H (1971) Interrelations of the histologic types of Hodgkin's disease. Arch Pathol 91:127–134

Suchi T, Tajima K, Nanba K, Wakasa H, Mikata A, Kikuchi M, Mori S, Watanabe S, Mohri N, Shamoto M, Harigaya K, Itagaki T, Matsuda M, Kirino Y, Takagi K, Fukunaga S (1979) Some problems of the histopathological diagnosis of non-Hodgkin's malignant lymphoma. A proposal of a new type. Acta Pathol Jpn 29:755–776

Syrjänen KJ, Hjelt LH (1977a) Paracortical activity of the regional lymph nodes as a prognostic de-terminant in gastric carcinoma. Scand J Gastroenterol 12:897–902

Syrjänen KJ, Hjelt LH (1977b) Morphology of the regional lymph nodes of gastric carcinoma and ulcer of the stomach in relation to immunological function. Scand J Gastroenterol 12:903–909

Thomas LB (1971) Summary of informal discussion on histological criteria for diagnosis of extent of Hodgkin's disease. Cancer Res 31:1799–1800

Veldman JE (1970) Histophysiology and electron microscopy of the immune response. Groningen, Thesis

Vogler LB, Crist WM, Bockman DE, Pearl ER, Lawton AR, Cooper MD (1978) Pre-B-cell leukemia. A new phenotype of childhood lymphoblastic leukemia. N Engl J Med 298:872–878

Vollenweider R, Lennert K (1983) Plasmacytoid T-cell clusters in non-specific lymphadenitis. Virchows Arch [Cell Pathol] 44:1–14

Waldron JA, Leech JH, Glick AD, Flexner JM, Collins RD (1977) Malignant lymphoma of peripheral T-lymphocyte origin. Immunologic, pathologic, and clinical features in six patients. Cancer 40:1604–1617

Archives of
Oto-Rhino-Laryngology
© Springer-Verlag 1986

Der aktuelle Stand der Klinik
der Halslymphknotenerkrankungen

D. Collo

Hals-Nasen-Ohrenklinik der Universität (Dir. Prof. Dr. J. Helms)
Langenbeckstraße 1, 6500 Mainz 1, FRG

Inhaltsverzeichnis

I. Einleitung

1963 berichteten Lennert und W. Becker in Hauptreferaten vor der Deutschen
HNO-Gesellschaft in Berlin über die Lymphknotenerkrankungen. Seit dieser Zeit
ist eine kaum überschaubare Fülle weiterer Daten publiziert worden. Für den
Hals-Nasen-Ohrenarzt, dem die Aufgabe zukommt, Lymphknotenerkrankungen
des Halses zu klären und ggf. zu behandeln oder durch korrekte Entnahme einer
Biopsie zur Diagnosestellung beizutragen, werden in diesem Überblick die heute
fundiert erscheinenden Erkenntnisse zusammengestellt.

Biochemische und immunologische Beobachtungen zur Pathogenese, Diagnostik und Therapie der Halslymphknotenerkrankungen sowie die sich daraus
ergebenden neuen Einteilungskriterien haben zu Klassifikationen geführt, die früheren Nomenklaturen vorzuziehen sind.

Das Anliegen des Autors ist es, in knapper Form den aktuellen Stand der Klinik der Halslymphknotenerkrankungen darzustellen, ohne die im Referat von W.
Becker aus dem Jahre 1963 dargestellten diagnostischen und klinischen Fakten,
die auch heute noch Gültigkeit haben, wieder aufzugreifen.

II. Aufbau und Funktion des Lymphabflußsystems

Das Lymphabflußsystem wird unterteilt in prälymphatische „Saftlücken",
Lymphkapillaren, Lymphgefäße, Lymphknoten und terminale Lymphkollekto-
ren, wie sie beiderseits supraclaviculär zu finden sind.

Der extravasale Gewebsflüssigkeitsstrom nimmt seinen Ausgang von prälymphatischen Bahnen, die als „Saftlücken" zu verstehen sind [63]. Die Lymphkapillaren selbst, die im Gegensatz zu den prälymphatischen Bahnen eine morphologisch faßbare Struktur besitzen, tauchen als fingerförmige Ausstülpungen in die
Flüssigkeitsräume des Bindegewebes ein [172]. Da der Flüssigkeitsstrom hier
noch ungerichtet ist, kann eine Krankheitsausbreitung von hier aus ungeordnet
erfolgen. Erst die Klappen in den zentraleren Lymphbahnen bewirken eine ziel-
gerichtete Drainage des Lymphstromes.

Auf dem Wege bis zum venösen Blutkreislauf durchläuft die Lymphe minde-
stens eine, meist mehrere, nicht selten 8–12 Lymphknoten [169, 170]. Von den
300–400 Lymphknoten des menschlichen Organismus liegen ca. 50% am Kopf

und am Hals [105, 112, 141, 180]. Sie sind damit der Diagnostik meist ohne apparativen Aufwand zugänglich.

Im Kopf-Hals-Bereich werden folgende Lymphknotengruppen oder Lymphknotenketten unterschieden:

1. Nodi-lymphatici-occipitales
2. Nodi-lymphatici-retroauriculares
3. Nodi-lymphatici-parotidei
4. Nodi-lymphatici-submandibulares
5. Nodi-lymphatici-submentales
6. Nodi-lymphatici-retropharyngei
7. Nodi-lymphatici-cervicales-profundi (jugulares)
8. Nodi-lymphatici-prä- und paralaryngotracheales
9. Nodi-lymphatici-cervicales-superficiales (accessorii)
10. Nodi-lymphatici-nuchales
11. Nodi-lymphatici-supraclaviculares

Während sich im Gesicht nur kleine, variable Noduli faciales finden, liegen die meisten regionalen Lymphknoten an der Kopf-Halsgrenze und bilden einen Ring, den Circulus lymphaticus pericervicalis aus den Lymphonoduli occipitales, mastoidei, parotidei, submandibulares und submentales [156]. In diesem Ring von Lymphonoduli erfolgt die erste „Filtrierung" der Gewebsflüssigkeit aus Schädeldach, Gesicht, Orbita, Nase, Nasennebenhöhlen, Mundhöhle, Speicheldrüsen, Pharynx sowie äußerem Ohr und Mittelohr.

Die Lymphknoten des Halses sind in eine vordere und eine laterale Region aufgeteilt. Die vordere Gruppe, die Lymphonoduli jugulares anteriores drainieren Haut und Muskulatur dieser Region und erhalten die Lymphe der prälaryngealen, prä- und paratrachealen Lymphknoten aus Kehlkopf, Trachea, Oesophagus und Schilddrüse.

Die größere Lymphknotengruppe des Halses, die laterale Gruppe, setzt sich aus den Lymphonoduli jugulares interni, den Ln. commitantes, den Lymphonoduli nervi accessorii und supraclaviculär gelegenen Lymphknoten zusammen. Diese laterale Lymphknotengruppe dient einmal als Sekundärfilterstation für die vordere Lymphknotengruppe und besitzt andererseits eigene Drainierungsbereiche, nämlich Nase, Nasennebenhöhlen, Paukenhöhle, Zunge, Tonsille, Kehlkopf, Pharynx und Schilddrüse. Die Lymphonoduli nervi accessorii stellen regionale Knoten der Nacken- und Halspartie dar.

Supraclaviculäre Lymphknoten nehmen Lymphe aus antero-lateralen Hautpartien des Halses, der Pectoralregion, der Brustdrüse, der Schulterregion und der infraclavikulär gelegenen Lymphknoten auf.

Die Lymphknoten der jugularis-interna-Kette treffen im oberen Anteil der Supraclavicularregion auf die der Accessoriuskette. Die vor dem M. scalenus gelegenen Lymphonoduli werden als Scalenusknoten bezeichnet [78]. Die Scalenusknoten sind oft mit ductus thoracicus, ductus lymphaticus dexter oder mediastinalen Lymphknoten verbunden.

Die Zahl der Lymphknoten in den einzelnen Regionen schwankt stark. Ganze Lymphknotengruppen können durch nur einen oder wenige Lymphknoten ersetzt sein oder umgekehrt.

Es gibt am Hals 3 Hauptstrombahnen, in denen die gesamte Lymphe des Kopfes und Halses in das Venensystem gelangt:

1. vertikal (entlang der V. jugularis)
2. schräg (entlang des N. accessorius)
3. transversal (entlang der Clavicula)

Der allgemeine Lymphabfluß erfolgt also vorwiegend in cranio-caudaler Richtung und lediglich in der Supraclavicularregion transversal [14].

Die Lymphgefäße erfüllen bei der Rückführung der Lymphplasmaproteine aus der Gewebsflüssigkeit ins Blut als Regulator des Plasmaeiweißspiegels eine wichtige Aufgabe. In 24 Std diffundieren 50–100% der gesamten zirkulierenden Plasmaproteinmenge durch die Blutkapillaren in das Interstitium. Dieses extravasale Protein kann von den Blutkapillaren nicht rückresorbiert werden [63]. Alle an Eiweißfraktionen gebundene Stoffe, also auch alle Antikörper, gelangen nur über den Lymphweg an die Zellen [172]. Nach Verletzung des ductus thoracicus kommt es deshalb neben der Dehydratation zu einem bedrohlichen Serumeiweißdefizit. Durch den ductus thoracicus strömen täglich ca. 2 Liter Lymphe mit bis zu 100 g Plasmaeiweiß.

Eine wichtige Aufgabe spielt das Lymphgefäßsystem weiter für die Fettresorption.

Die Lymphe steht mit dem Blutplasma in einem Diffusionsgleichgewicht. Elektrolyte, anorganische und organische Substanzen in der Lymphe unterscheiden sich – abgesehen von der Eiweißkonzentration – in ihrer Zusammensetzung nicht wesentlich von der des Blutplasmas.

Lymphknoten sind in das Lymphgefäßnetz eingeschaltete biologische „Filterstationen" und zugleich Hauptrepräsentanten des Immunsystems. Normalerweise besteht ein Fließgleichgewicht zwischen einwandernden, durchwandernden und auswandernden lymphoiden Zellen. So stellen die Lymphknoten, durch viele Faktoren störbar, keine stationären Organe dar. Die unterschiedlichen Funktionszustände und wechselnden immunologischen Aktivitätszustände werden humoral regional und auch altersabhängig beeinflußt [187].

Lymphozyten repräsentieren eine heterogene Zellpopulation mit unterschiedlicher Abkunft, Lebensspanne, Funktion und Verteilung innerhalb der lymphatischen Organe. Über die Unterteilung in T- und B-Lymphozyten hinaus wurde durch die Anwendung subtiler immunologischer Markertechniken eine immer größer werdende Zahl von Subpopulationen identifiziert. Die entsprechenden Nachweisverfahren, zu denen jetzt auch der Einsatz monoklonaler Antikörper gehört, haben für die Charakterisierung der normalerweise im Immunsystem vorhandenen Zelltypen und ihrer Reaktionsformen aber auch für die Erkennung neoplastischer lymphoider Zellen bei der Erforschung und Klassifikation von malignen Lymphomen Bedeutung gewonnen [120, 187].

Das Gesamtgewicht des lymphatischen Gewebes des Menschen beträgt ca. 1% des Körpergewichtes. Es erreicht zwischen dem 12. und 15. Lebensjahr seine stärkste Ausbildung.

In diesem Lebensalter beginnt bereits eine langsame, mit zunehmendem Alter sich verstärkende Atrophie des lymphatischen Gewebes. Es ist noch zu klären, inwieweit der altersbedingten Reduktion des lymphatischen Apparates und der Abnahme immunologischer Leistungen eine Bedeutung für die Biologie des Alterns und damit als lebensbegrenzender Faktor zukommt [15, 62]. Während die morphologischen Phänomene bei der Involution von Thymus und Nebenniere bekannt sind, wird die Analyse der Alterungsprozesse im peripheren lymphatischen System dadurch erschwert, daß die histologischen Bilder von verschiedenen Lymphknotenregionen differieren.

Die Lymphknoten sind die wichtigsten Träger des lymphoretikulären Gewebes, eines mit großer zellbildender Kapazität versehenen Wechselgewebes [120]. Eine der wichtigsten Aufgaben des Lymphknotengewebes ist die Lymphozytenbildung mit der Produktion zellständiger Antikörper. Im weitmaschigen Lymphstrombett kommt es zum „Versickern" des Lymphzuflusses in den Retikulummaschen, so daß für die hier lokalisierten Lymphozyten, Plasmazellen und Makrophagen lange Kontaktzeiten mit der Lymphe gewährleistet sind.

III. Diagnostische Verfahren

Einfache Untersuchungsverfahren wie Anamnese, Inspektion und Palpation erleichtern gerade bei Erkrankungen der Halslymphknoten die Einschätzung der Situation und bedürfen daher der ständigen Schulung und Übung.

Die Dauer einer Lymphknotenschwellung, konstante oder fluktuierende Lymphknotengröße, früher erfolgte Operation oder Bestrahlung sind zu erfragen. Die Palpation der Halsregion erfolgt bimanuell bei entspannter Haut. Erst so lassen sich Halswirbelsäulenveränderungen, abnorm lange Proc. styloidei, Zungenbeinhörner, der Carotis-Sinus und Pseudotumoren des Halses abgrenzen. Exakte Palpationsbefunde sind bei dickeren Halsgewebsschichten schwer zu erheben. Erst bei Lymphknoten mit einem Durchmesser von ca. 1 cm ist ein sicheres Erfassen in der Tiefe durch Palpation möglich [115, 189, 190]. Zum Vergleich und für Dokumentationszwecke sind dreidimensionale Größenangaben der Lymphknoten in cm unerläßlich.

Eine exakte klinische Befunderhebung der Kopf- und Halsregion sowie des Gesamtorganismus schließt sich an, wobei es sich zuweilen als notwendig erweist, bei der Erstuntersuchung weitere periphere Lymphknotengebiete des Körpers, z. B. Axilla und Leiste zu untersuchen.

Die sicherste Maßnahme zur Diagnostik suspekter cervikaler Lymphknoten stellt die Lymphknotenexstirpation dar. Sie soll nach Möglichkeit mit Kapsel und angrenzendem Gewebe erfolgen [14, 82, 118]. Auf diese Weise ist für den Histologen die Voraussetzung gegeben, die Grenzzone des Tumors und die Gewebsreaktion in der Umgebung zu beurteilen. Die zuweilen nestartige Krankheitsmanifestation eines Tumors in einem Lymphknoten erschwert oder verhindert bei zu kleinen Probeexcisaten die Diagnose. Zusätzlich ist bei intaktem Excisat die Möglichkeit der Impfmetastasierung reduziert.

Die Schnittführung richtet sich bei der Entnahme von Halslymphknoten nach den RSTL-Linien der Halshaut und sollte bereits eine mögliche Hautlappenbildung für einen konsekutiven Eingriff berücksichtigen [181].

Nach Herberhold [87] ist die Danielsche Biopsie weniger als frühdiagnosti-
sches Routineverfahren, vielmehr aber zur gezielten histologischen Untersuchung
im Verdachtsfall heranzuziehen, insbesondere bei Sarkoidosen, Hodgkin-Lymphomen und Karzinomen der Lunge, der Brustdrüse oder des weiblichen Genita-
les [10].

Die 1959 von Carlens [32, 33] angegebene Mediastinoskopie zur Exploration
des vorderen Mediastinums sollte nur in Intubationsnarkose von einem horizon-
talen Hautschnitt im Jugulum aus erfolgen. Mit einem Rohrendoskop ist der Ein-
blick auf prä- und paratracheale, obere und untere, tracheobronchiale und mediastinale Lymphknoten möglich. Probepunktion und Aspiration gestatten die Differenzierung von Gefäßen und solidem Gewebe. Das Verfahren ist in der Hand
Geübter mit nur 1% schwerwiegenden Komplikationen belastet [178]. Die Mor-
talität ist bis auf 0,12% gesunken [133]. Die Mediastinoskopie ist angezeigt, wenn
weniger eingreifende Techniken ohne erfolgreiches Ergebnis geblieben sind.

Die Feinnadelbiopsie hat für die Diagnose cervicaler Lymphknotenschwellungen eine untergeordnete Bedeutung. Ihr Vorteil liegt in der Schmerzarmut, der
Wiederholbarkeit, dem erheblichen Zeitgewinn und der Vermeidung von Narben
[53, 188]. Es ist jedoch nur ein positiver histologischer Befund zuverlässig zu verwerten. Tuberkuloseherde, umschriebene Karzinommetastasen oder kleine Lym-
phogranulomatoseherde können der punktierenden Nadel entgehen und damit
zur Fehldiagnose verleiten. Die Natur einer Erkrankung, insbesondere die eines
malignen Tumors ist an Einzelzellen nicht immer abzulesen. Diese Unsicherheits-
faktoren sind Anlaß, die Nadelbiopsie oder die Zytologie bei der Diagnostik von
Lymphknotenerkrankungen nur mit Zurückhaltung zu verwerten. Als geeignet
hat sich jedoch die zytologische Untersuchung bei bekannten Malignomen als
Kontrollmaßnahme während einer langzeitigen Polychemotherapie erwiesen.

Neben der sonographischen Untersuchung von Schilddrüse und Nebenschild-
drüse erlangt die Ultraschalldiagnostik auch der seitlichen Halsregion zunehmend Bedeutung. Zur Untersuchung eignen sich B-Bildgeräte mit nahfeldfokus-
sierten Schallköpfen von 5–10 MHz. Der Hals kann dabei im Compound-Ver-
fahren oder im Real-Time-Verfahren untersucht werden. Sind Strukturen in einer
Tiefe von 6–10 cm zu erfassen, reicht die Eindringtiefe höher frequenter Schall-
köpfe (7–10 MHz) meist nicht aus, es sind Frequenzen von 5–6 MHz zu verwenden.

Echographisch ergeben sich bei Lymphknoten bis zu 1 cm Durchmesser keine
ultrasonographischen Kriterien, die eine nähere Differenzierung gestatten. Mit
zunehmender Lymphknotengröße erscheinen Binnenechos, die diffus oder fleck-
förmig werden. Sind benachbarte Lymphknoten entzündlich miterfaßt, kann sich
die Grenze der einzelnen Lymphknoten verwischen und ein konfluierendes Bild
resultieren. Dies ist häufig bei der infektiösen Mononukleose zu beobachten. Bei
abszedierenden Lymphadenitiden findet man um den eigentlichen Lymphknoten,
der unregelmäßig begrenzt ist und diffuse, fleckförmige Binnenechos aufweist,
echoreiche Zonen als Ausdruck perifokaler Entzündung. Bei Abszeßbildungen
sind die eigentlichen Lymphknotenstrukturen nur noch undeutlich erkennbar, ultrasonographisch kommt es zu unregelmäßig begrenzten echoarmen oder echo-
leeren Hohlräumen.

Differentialdiagnostisch sind Atherome, Lipome, Fibrome, Hämangiome,
Lymphangiome, laterale und mediale Halszysten unterscheidbar. Primäre Mali-

gnome der Halslymphknoten stellen sich ultrasonographisch als unregelmäßig begrenzte, verschiebliche, inkompressible Strukturen mit echoarmer bis komplexer Binnenstruktur dar. Okkulte Lymphknotenmetastasen des Halses sind echographisch ohne deutliche Lymphknotenvergrößerung nicht zu erfassen [139].

Die Ultrasonographie ist also neben Inspektion und Palpation eine wertvolle, ergänzende Methode zur Untersuchung des Halses. Dieses Verfahren hat dort seinen Platz, wo die Palpation nur eine unsichere Befunderhebung ermöglicht.

Auf weitere diagnostische Verfahren wie Röntgenübersichtsaufnahmen, Computertomogramm und Kernspintomogramm der Nasennebenhöhlen, des Halses, des Thorax und die fachspezifische Endoskopie soll lediglich verwiesen werden, ebenso auf die allgemeinmedizinischen und internistischen Untersuchungen.

IV. Halslymphknotenentzündungen

1. Allgemeines

Aufgabe des Lymphknotens ist es, in den Organismus eingedrungene Krankheitserreger oder Fremdstoffe aufzuhalten, abzufangen oder biologisch unschädlich zu machen, wobei Speicherung, Lyse oder immunologische Reaktionen aktiviert werden. Der Lymphknoten reagiert mit seiner Zellpopulation in einer ihm eigenen Weise, wobei die Spezifität aus dem morphologischen Bild nicht immer abzuleiten ist. Ein Erregernachweis kann dann Klarheit bringen. Ohne den Nachweis eines spezifischen Erregers ist die von Lennert [118] gewählte Bezeichnung der Lymphadenitis ohne erkennbare Spezifität zu verwenden. Dadurch wird ausgedrückt, daß auch spezifische Entzündungen unspezifische Lymphknotenreaktionen hervorrufen können. Die Abwehrleistung der Lymphknoten und des lymphatischen Systems ist, um wirksam zu werden, abhängig von einer Aktivierung. Sie kann aber auch, besonders im Kindesalter, durch Art und Virulenz gewisser Infekte überfordert werden.

Die Schwellung der Halslymphknoten ist eines der häufigsten Krankheitssymptome des Kindesalters [128]. Unspezifische Lymphadenitiden sind bei Kindern etwa 10 × häufiger als bei Erwachsenen. Bei systematischen Untersuchungen waren nur 11,3% der Kinder frei von Lymphknotenschwellungen [13, 14]. Besonders häufig findet man entzündliche Primärherde in der Rachenmandel und den Gaumentonsillen, bei Hautinfektionen oder Zahnerkrankungen. Aber auch halsferne Sepsisherde können mit Lymphadenitiden der Halslymphknoten einhergehen. Der Primärherd kann abheilen und die Lymphadenitis autonom weiter bestehen. So erklären sich scheinbar spontane Lymphadenitiden und Abszesse.

Neben der Vergrößerung des Lymphknotens ist seine Schmerzhaftigkeit typisch für eine akute Entzündung. Unbeweglichkeit eines Knotens oder ein Weichteilödem sprechen für eine periadenitische Reaktion. Hautrötungen und Fluktuation zeigen Einschmelzungen an. Rezidivierende oder über Wochen persistierende Fisteleiterungen sind verdächtig auf: Tuberkulose, Toxoplasmose, Listeriose, Katzenkratzkrankheit, Tularämie, infizierte branchiogene Zysten, Lymphknotentumoren, Fremdkörper [171, 193]. In diesen Situationen ist die operative Revision mit Exstirpation der fistelnden Lymphknoten indiziert.

Das entnommene Gewebe wird histologisch und bakteriologisch untersucht. Auf die Koinzidenz von Anginen und Tumoren wies Kindler hin. Die lokale lympho-noduläre Entzündung kann das Tumorgeschehen überdecken.

2. Bakterielle Halslymphknotenentzündungen

Staphylokokkeninfektionen tendieren wegen der heftigen anfänglichen Gewebsreaktion und der fermentativen Leistung dieser Erreger zur Abszedierung. Die Koagulase, ein Fermentkomplex, der plasmagerinnend wirkt, gilt bei dem Abszedierungsprozeß als mitverantwortlich. Streptokokken hingegen neigen auf Grund ihrer fibrinolytischen Leistungen eher zur kontinuierlichen Ausbreitung. Abszedierende Streptokokken-Lymphadenitiden sind selten und dann häufig als Mischinfektion zu betrachten.

Eine Lymphknotenschwellung sollte bei entsprechender Therapie spätestens nach 3 bis 4 Wochen abgeklungen oder differentialdiagnostisch geklärt sein.

Auf Einzelheiten der klinischen Erscheinung und der Differentialdiagnose der entzündlichen bakteriellen Lymphadenitiden soll hier nicht eingegangen werden. Es wird auf die umfangreichen Arbeiten von Becker u. Herberhold [13, 14] verwiesen. Lediglich einige besondere entzündliche Lymphknotenreaktionen sollen behandelt werden.

a) Kikuchi-Lymphadenitis

Mitteilungen über diesen zuerst von Kikuchi (106) in Japan beschriebenen speziellen Typ einer subakuten Lymphadenitis sind unter verschiedenen Bezeichnungen erfolgt:

1. Necrotizing lymphadenitis [98, 106, 198, 203]
2. Histiocytic necrotizing lymphadenitis [58]
3. Phagocytic necrotizing lymphadenitis [107]

Diese Erkrankung kommt häufiger in Asien vor als in Westeuropa und den Vereinigten Staaten. Aber auch in westlichen Ländern wurden ähnliche Krankheitsbilder beobachtet [58, 155, 198].

Betroffen sind überwiegend jüngere Frauen, die, oft im Anschluß an einen Infekt der oberen Luftwege, an einer cervicalen, manchmal auch generalisierten Lymphknotenschwellung erkranken. Die schmerzhafte Lymphadenopathie geht mit mäßigem Fieber, erhöhter Blutkörperchensenkungsgeschwindigkeit, manchmal auch einer Leukopenie einher. Meistens klingt die Lymphadenitis ohne weitere Therapie in 2 bis 3 Wochen ab. Die Ursache ist noch ungeklärt. Die anfangs vermutete Annahme, es handele sich um eine besondere Form einer Toxoplasmose-Lymphadenitis, hat sich nicht bestätigt [107]. Bei einigen Patienten konnte Kikuchi erhöhte Titer gegen Yersinia Enterocolitica der Sero Gruppe 9 und 3 aufdecken. Aber auch an eine virale Genese wird gedacht.

b) Mykobakterielle Lymphadenitis

Tritt im Erwachsenenalter eine cervikale mykobakterielle Lymphadenitis auf, liegt meist eine Infektion durch das Mykobakterium tuberkulosis vor. Im Kindesalter kommen dagegen als Erreger in hohem Maße sog. atypische Mykobakterien in Betracht [127, 207]. Vorwiegend sind die Lymphknoten des Halses betroffen. Der Häufigkeitsgipfel liegt zwischen dem 2. und 8. Lebensjahr. Als Erreger überwiegen das Mykobakterium scrofulaceum und das Mykobakterium avium-intracellulare [207].

Die Keime gelangen nach oraler Aufnahme über Schleimhautläsionen in den Organismus. Es resultiert eine rasch einsetzende, nicht dolente Lymphknotenvergrößerung, die mit Abszeß- und Fistelbildung einhergehen kann. Im allgemeinen bleibt die Infektion auf die Halslymphknoten beschränkt. Die exakte Diagnose ist nur durch die Anlage von Kulturen erzielbar.

Bei Verdacht auf eine mykobakterielle Lymphadenitis colli sollte daher stets Lymphknotengewebe auch mikrobiologisch untersucht werden.

3. Virale Halslymphknotenentzündungen

Da Lymphozyten gemeinsam mit Makrophagen die Hauptlast der Virusabwehr tragen, ist zu erwarten, daß bei Virusinfektionen auch deutliche Lymphknotenhyperplasien auftreten. Dies ist in der Regel nicht der Fall. Viele Virusinfektionen laufen ohne klinisch erkennbare Lymphknotenveränderungen ab [12]. Lediglich bei der infektiösen Mononukleose treten Lymphknotenvergrößerungen vor allem im Bereiche des Halses auf. Lymphknotenveränderungen, nicht nur Hyperplasien, sind auch bei RNS- und DNS-Virusinfektionen bekannt geworden.

a) RNS-Virusinfektionen

Unter den RNS-Viren hat das Virus der Röteln in den letzten Jahren zunehmend das Interesse von Immunologen und Morphologen gefunden. Die Veränderungen verlaufen bei einer Vielzahl dieser Infektionen subklinisch. Die Hauptsymptome der postnatalen Röteln sind das Exanthem und eine Reaktion des lymphatischen Gewebes. Makroskopisch ist diese durch eine Schwellung der retroaurikulären und der suboccipitalen Lymphknoten gekennzeichnet. Gelegentlich wird eine Splenomegalie beobachtet. Das Blutbild bei Röteln ähnelt stark dem der infektiösen Mononukleose, jedoch stehen die Plasmazellen im Vordergrund, wogegen die Vermehrung der lymphatischen Reizformen weniger ausgeprägt ist. Histologische Untersuchungen lassen den Schluß zu, daß wegen der großen Ähnlichkeit der histologischen Erscheinungsbilder und der hämatologischen Befunde der Basismechanismus der infektiösen Mononukleose und der Rötelninfektion ähnlich ist. Lennert [123] vermutet jedoch, daß das Röteln-Virus wie das Epstein-Barr-Virus primär die B-Lymphozyten infiziert und konsekutiv eine Reaktion der T-Lymphozyten auslöst. So sind wohl auch die Symptome der Rötelnerkrankung, insbesondere das Exanthem und die Lymphadenopathie, als Sekundärphänome-

ne aufzufassen, die im Zuge einer Immunantwort auf das intrazellulär etablierte
Virus entstehen [80, 95, 166].

b) DNS-Virusinfektionen

Unter den DNS-Viren stehen die Viren der Herpes-Gruppe heute im Mittelpunkt
des Interesses. Dies gilt besonders für die Epstein-Barr-Viren, die nach Henle [84]
nicht nur das Pfeiffersche Drüsenfieber hervorrufen, sondern die auch beim Burkitt-Lymphom und beim lymphoepithelialen Karzinom nachgewiesen werden
können.
    Auch beim Befall durch Zytomegalie-Viren, Varizellen- sowie Pockenviren
sind Lymphknotenveränderungen bekannt.

c) Epstein-Barr-Virus Infektionen

Das Epstein-Barr-Virus ist der häufigste Erreger des klinischen Bildes der infektiösen Mononukleose [54, 132], deren klassische Symptome eine Angina, lokali-
sierte oder generalisierte Lymphknotenschwellungen und Blutbildveränderungen
sind. Zusätzlich können alle parenchymatösen Organe befallen werden, so daß eine Hepatitis, Nephritis, Meningoencephalitis, Pneumonie, eine thrombozytope-
nische Purpura oder eine hämolytische Anämie das klinische Bild beherrschen.
    Die Häufigkeit typischer Symptome bei der infektiösen Mononukleose sind
in folgender Tabelle aufgeführt [71]:

Tabelle 1

Symptome	Patienten	
	%	%
Fieber	98	
Lymphknotenschwellung	100	
a) generalisiert		70
b) lokalisiert		30
Angina, Pharyngitis	85	
Splenomegalie	80	
Hepatomegalie	40	
Leukozytose	70	
Lymphozytose	95	
Atypische Lymphozyten	90	
Exanthem	25	

Die infektiöse Mononukleose tritt sporadisch und in Epidemien auf. Gehäuf-
tes Vorkommen wird in Schulen und Kinderheimen beobachtet [76]. In Afrika
wird sie so gut wie nicht gesehen, statt dessen findet sich hier das sonst nicht vorkommende Burkitt-Lymphom als Folge einer EBV-Infektion [162].

Das Virus befällt Lymphozyten und zwar die B-Zellen, die dadurch zu permanent wachsenden Immunoblasten transformiert werden. Diese teilen sich unaufhörlich, wenn nicht T-gamma-Zellen diesen Prozeß hemmen. Die T-gamma-Zellen richten sich gegen die Epstein-Barr-Virus infizierten B-Zellen und zwar schon vor deren Umwandlung in Blasten [195]. Versagt dieser Kontrollmechanismus der T-Zellen, geht die B-Zellen- bzw. Plasmazellenproliferation unaufhörlich weiter, so daß die Patienten unter dem Bilde der fatalen infektiösen Mononukleose an ihrer EBV-Infektion sterben [9, 28, 38, 81, 123, 152, 160, 161, 166].

Das Virus kann auch im immunkompetenten Organismus völlig eliminiert werden, so daß dann eine lebenslange, latente Infektion persistiert [38]. Die immunregulatorischen T-Zellen treten bei der infektiösen Mononukleose auch in größerer Zahl im peripheren Blut auf. Im Kindesalter verläuft eine Infektion mit Epstein-Barr-Viren im allgemeinen inapparent. Erfolgt die Infektion erst bei Jugendlichen oder im frühen Erwachsenenalter, so entwickelt sich bei ca. 50% der Infizierten das Bild der infektiösen Mononukleose.

V. Maligne Lymphome

Die malignen Lymphome werden in 2 Gruppen eingeteilt – in Hodgkin- und Non-Hodgkin-Lymphome.

Während das Hodgkin-Lymphom ein Krankheitsbild mit eindeutigen Kriterien für die Diagnose und Prognose darstellt, bestehen die Non-Hodgkin-Lymphome aus einer Gruppe verschiedenartiger Krankheitsbilder, deren gemeinsame Charakteristika sich auf die Proliferation maligner Lymphoidzellen beschränken [17, 27, 141].

Nach den Erkenntnissen der letzten 10 Jahre stellen die Lymphozyten die Stammzellen der malignen Lymphome dar. Das Hodgkin-Lymphom wird als Neubildung des T-Zellsystems, die Non-Hodgkin-Lymphome werden vorwiegend als Tumoren des B-Zellsystems verstanden.

Da die Morphologie zur Zell- bzw. Gewebscharakterisierung für die malignen Lymphome allein nicht ausreicht, sondern funktionelle immunologische Aspekte zusätzlich zu beachten sind, werden die malignen Lymphome nicht nur als morphologische Repräsentanten bestimmter Zellformen, sondern bevorzugt als tumoräquivalente immunologische Reaktionen angesehen [15, 123].

1. Das Hodgkin-Lymphom

a) Allgemeines

Für das Verständnis der Klinik des Hodgkin-Lymphoms ist die Feststellung wesentlich, daß die Krankheit unifokal mit einem primären lokalen Befall beginnt und sich lymphogen in die angrenzenden Regionen, erst später im Verlaufe der Erkrankung bei 5–10% der Patienten auch hämatogen ausbreitet [60, 104, 167].

Auch die Ausbreitung per continuitatem wird in einer Frequenz zwischen 1–15% beschrieben [14]. Beim Morbus Hodgkin ist bei 98% der Patienten der Ausgangsherd im Lymphknoten zu finden. Am häufigsten werden Lymphknoten der unteren cervikalen und supraclaviculären Regionen befallen. Die oberen Halslymphknoten und präaurikulären noduli werden nur in 10–15% miterfaßt [105].

Patienten mit supraclaviculärem und beiderseitigem Halslymphknotenbefall weisen beim Morbus Hodgkin in 30–40% zugleich eine paraaortale Lymphknotenbeteiligung oder einen Mitbefall der Milz auf. Mit 4% ist eine abdominelle Manifestation selten [29].

Nur ca. 25% der Erkrankten zeigen bei gerade nachgewiesenem M. Hodgkin Lymphome ausschließlich in einer Lymphknotenregion. 75% der Patienten weisen also zu diesem Zeitpunkt bereits Lymphome in mehreren Lymphknotenarealen auf:

cervikal und mediastinal	23%
cervikal und intraabdominell	24%
cervikal und axillär	11%
inguinal und abdominell	7%
beiderseits cervikal	5%
cervikal kombiniert mit isoliertem Milzbefall	5%

Die extranodale Manifestation der Erkrankung ist beim Hodgkin-Lymphom mit 1–15% selten [14, 196]. Im einzelnen werden Hodgkinherde in der Kopf-Halsregion im Bereiche des Waldeyerschen Rachenringes, des Nasopharynx, der Nase und ihren Nebenhöhlen und des Oropharynx bemerkt. Aber auch Speicheldrüsen, Zunge, Kehlkopf, Trachea- und Bronchien sind mögliche, seltene, primäre Lokalisationen, auf die der Hals-Nasen-Ohrenarzt stoßen kann.

Tabelle 2. Stadieneinteilung des Hodgkin-Lymphoms nach der Ann Arbor-Klassifikation mit Häufigkeit und Prognose

Stadium		Relative Häufigkeit %	5-Jahre-Überlebenszeit %
I	Befall einer einzelnen Lymphknoten-Region (I) oder Befall eines einzelnen extralymphatischen Organs oder Gewebes (IE)	24	75–85
II	Befall entweder nur oberhalb oder unterhalb des Zwerchfelles: Zwei oder mehr Lymphknotenregionen oder Befall eines extralymphatischen Organs oder Gewebes zusammen mit einer oder mehrerer Lymphknotenregionen (IIE)	24	ca. 70
III	Befall oberhalb und unterhalb des Zwerchfelles: Zusammen mit Milzbefall (III) oder zusammen mit Befall eines einzelnen extralymphatischen Organs oder Gewebes (IIIE)	29	ca. 50
IV	Diffuser Befall eines oder mehrerer extralymphatischer Organe oder Gewebe: jeweils mit oder ohne Lymphknotenbeteiligung	23	ca. 30

Da Therapie und Prognose der Hodgkin-Lymphome entscheidend vom Ausmaß des Lymphknoten- und Organbefalls beeinflußt werden, kommt der Diagnostik und Klassifizierung von Lymphknotenerkrankungen besondere Bedeutung zu. Als Einteilungsprinzip hat sich die von Wedelin, Holm und Carbon [31, 205] angegebene „Ann Arbor-Klassifikation" bewährt (Tabelle 2).

In dieser Tabelle wird je nach befallener Lymphknoten- oder extralymphatischer Region eine Stadieneinteilung getroffen, die sowohl die relative Häufigkeit des Auftretens von Hodgkin-Lymphomen als auch die Prognose wiedergibt.

Darüber hinaus sind nach der Ann Arbor-Klassifikation zusätzliche klinische Symptome (B-Symptome) zu erfassen. Zu ihnen gehören Fieber über 38 °C, Nachtschweiß und Gewichtsabnahme über 10% des Gesamtgewichtes in den letzten 6 Monaten [31]. 30% der Erkrankten weisen diese B-Symptome auf. Im Stadium I zeigen 17%, im Stadium II 33%, im Stadium III 36% und im Stadium IV 66% der erkrankten Patienten B-Symptome.

b) Diagnostik

Für die Beurteilung und Einordnung eines Hodgkin-Lymphoms sind bei der klinischen Untersuchung Lymphknoten, Milz, Leber und Waldeyerscher Rachenring zu beachten. Allgemeinsymptome wie Fieber, Nachtschweiß und Gewichtsverlust sind für die Klassifizierung zu erfragen und zu überprüfen. Die meist befallenen Halslymphknoten sind häufig diskret verschieblich und von weicher Konsistenz. Diese Lymphknoten können sich wochenlang vergrößern und verkleinern, so daß das Bild der Erkrankung verschleiert wird, bis schließlich eine kontinuierliche Lymphknotengrößenzunahme auf die richtige Fährte führt.

Entscheidend für die Diagnose und Prognose sind frühzeitige histologische Befunde. Da zum Zeitpunkt der Diagnosestellung ca. 75% der Erkrankten einen Halslymphknotenbefall aufweisen, hat der Hals-Nasen-Ohrenarzt die Aufgabe, frühzeitig an die Möglichkeit dieser Erkrankung zu denken. Entsprechend seiner Ausbildung und Erfahrung kann er sachgerecht einen Lymphknoten entfernen. Zur Diagnostik ist die Entnahme eines großen, palpablen Lymphknotens erforderlich. Kleinere, einfach zu erreichende Lymphknoten erweisen sich oft als wenig aussagekräftig, so daß die Biopsie wiederholt werden muß. Bei klinischem Verdacht auf eine Lymphogranulomatose führt aber selbst bei negativem Tastbefund am Hals die Danielsche Biopsie im Trigonom omoclaviculare in ca. 80% der Fälle zum diagnostischen Erfolg [14, 87].

Eine Blutbildanalyse mit Beurteilung der Thrombozyten, des Differentialblutbildes und die Überprüfung von Nieren- und Leberfunktion, Thoraxröntgenaufnahmen in 2 Ebenen, eine Lymphangiographie und ein Computertomogramm des Abdomens gehören zu den weiteren Standarduntersuchungen.

c) Therapie

Die Behandlung des Hodgkin-Lymphoms kann durch Bestrahlung, Chemotherapie oder durch eine Kombination beider Verfahren erfolgen [116]. In den Stadien

I und II wird gewöhnlich eine alleinige Radiotherapie bevorzugt. In den fortge-
schrittenen Stadien III und IV erfolgt die Behandlung in Form einer kombinierten Radio-Chemotherapie. Die Gabe von MOPP (Nitrogenmustard, Vincristin,
Procarbacine, Prednison) stellt dabei die häufigste Form der Polychemotherapie
dar. Andere Kombinationschemotherapiekonzepte wie ABVD (Adriamycin,
Bleomycin, Vinblastin, Imidazol) wurden in den letzten Jahren entwickelt und erscheinen effizienter als MOPP. Es liegen aber noch keine Langzeitstudien vor [21–
24, 45, 46].

Die Wahl der Behandlung hängt von verschiedenen Faktoren wie Vorliegen
allgemeiner Symptome, histologischer Subtypisierung, Zahl der befallenen anatomischen Regionen, Lymphomgröße, Allgemeinsituation des Patienten und der
Möglichkeit der Gabe von Radio- und/oder Chemotherapie ab. Der Erfolg der
Radiotherapie, Chemotherapie oder der Kombinationsbehandlung ist ebenfalls
von diesen Faktoren abhängig.

Der Stellenwert der kombinierten Radio-Chemotherapie ist bis heute noch
nicht völlig geklärt. Diese Behandlungsform scheint aber bei Patienten mit ausgedehnten Lymphknotenpaketen insbesondere im Mediastinum vorteilhaft zu
sein [50].

Bei der Bestrahlung wird eine Gesamtdosis von 35 Gy (3 500 rad) fraktioniert
in täglicher Einzeldosis von 1,5–1,7 Gy gegeben. Sie ist ausreichend für kleinere
Lymphknotenpakete [68]. Million [141] berichtete bei derartiger Therapie über eine Rezidivquote von lediglich 7%.

Gesamtdosen von 40 Gy sind für ausgedehntere Lymphknotenpakete mit einem Durchmesser von mehr als 6 cm angezeigt. Größere Bestrahlungsdosen ver-
bessern die Heilungschancen nicht signifikant, erhöhen aber die Zahl der Komplikationen.

Im Stadium I beträgt die 5-Jahres-Heilung zwischen 75–85% bei alleiniger, to-
taler, nodaler Bestrahlung. Hoppe berichtet über die Heilung von 95% [94].

Die alleinige Bestrahlung von Patienten mit Hodgkin-Lymphomen im Stadium II zeigt bei ca. 70% der Erkrankten eine 5-Jahres-Rezidivfreiheit [104, 168].

Für die Prognose ist auch die Anzahl der bei Diagnose der Erkrankung betroffenen Körperregionen bedeutsam. Waren 1–4 Regionen von Lymphomen befallen, betrug die Rezidivquote weniger als 15%. Bei Befall von mehr als 5 anatomischen Regionen stieg die Rezidivfrequenz auf 50–60% an. Einen weiteren pro-
gnostischen Faktor stellt die Größe der lokalen Tumormasse dar. Besonders bei
großen, 6–9 cm im Durchmesser ausgedehnten mediastinalen Lymphomen, erhöht sich die Rezidivquote auf 40% [93, 105, 157, 173, 179].

2. Non-Hodgkin-Lymphome

a) Allgemeines

Mit einer Morbidität von 15:1 000 000 Einwohner gehören die Non-Hodgkin-
Lymphome zu den relativ seltenen Tumoren. Sie sind aber trotzdem in der Dif-
ferentialdiagnostik von Lymphknotenveränderungen zu beachten.

Während es sich beim Morbus Hodgkin um ein klar umrissenes, einheitliches, prognostisch kalkulierbares Krankheitsbild handelt, wird unter dem Begriff der Non-Hodgkin-Lymphome eine Vielzahl in Histologie, klinischem Verlauf und Prognose sehr unterschiedlicher Erkrankungen verstanden. Eine Übersicht über den aktuellen Stand der Kenntnisse zu den Non-Hodgkin-Lymphomen ist für den Hals-Nasen-Ohrenarzt kaum möglich. Ursache für dieses Problem ist die Vielzahl fachübergreifender Untersuchungsbefunde und Forschungsdaten, die sich auf diesem Gebiet in den letzten 10 Jahren ergeben haben. Diese bieten eine verwirrende Vielfalt an Einordnungs- und Klassifikationskriterien, die bisher bekannte Krankheitsbilder in einem anderen Licht erscheinen lassen [113].

Um bei der Einordnung dieser Krankheitsbilder Einheitlichkeit zu erzielen, wurden Klassifikationen von Rappaport [163], Lukes, Collins [129–131] und Lennert [119, 121, 122] angegeben, wobei die von Lennert erarbeitete Methode als „Kiel-Klassifikation" in die Literatur und den klinischen Alltag eingegangen ist und heute zumindest in Mitteleuropa verwendet wird. Die Kiel-Klassifikation unterscheidet sich von den übrigen dadurch, daß sie auf einer hämatologisch-zytologischen Definition jeder Entität beruht und jeden Zelltyp entsprechend den modernen immunologischen Erkenntnissen dem B- und T-Zellsystem zuordnet. Fast alle Non-Hodgkin-Lymphome lassen sich in dieses Schema einreihen. Bei dieser nach immunologischen Kriterien konzipierten Einteilung werden in Analogie zur Leukämie Lymphome von niedrigem und hohem Malignitätsgrad unterschieden.

In der folgenden Tabelle sind die Non-Hodgkin-Lymphome nach der Kiel-Klassifizierung und zugleich die früher gebräuchliche deutsche Nomenklatur nebeneinander dargestellt.

Tabelle 3. Systematik der Non-Hodgkin-Lymphome („Kiel Klassifizierung")

Niedrig-maligne Lymphome	Frühere deutsche Nomenklatur
Lymphozytome:	
B-Zell-Typ	
Chron. lympath. Leukämie (CLL)	CLL
Haarzell-Leukose	Lymphoide Retikulose
T-Zell-Typ	
Sézary-Syndrom	
Mykosus fungoides	
Immunozytom (IC)	Makroglobulinämie
(lymphoplasmozytoid oder lympho-	Waldenström u. a.
plasmozytär)	
Zentrozytom (CC)	Lymphozytisches Lymphosarkom
Zentroblastisches-zentrozytisches Lymphom	Großfollikuläres Lymphoblastom (Brill-Symmers)
(CB-CC)	
Hoch-maligne Lymphome	
Zentroblastisches Lymphom (CB)	Retikulosarkom
Immunoblastisches Lymphom (IB)	Retikulosarkom
	Retothelsarkom
Lymphoblastisches Lymphosarkom (ALL)	ALL
B-Zell-Typ-Burkitt-Typ	
T-Zell-Typ-„Convoluted"	

Die niedriggradig malignen Non-Hodgkin-Lymphome umfassen 72%, die hochgradig malignen 28% dieser Erkrankungen. T-Zell-Lymphome sind bei niedrig malignen Lymphomen seltener als bei hochgradig malignen. Die Frequenz der einzelnen Subtypen ist in verschiedenen Organen, die primär von einem Non-Hodgkin-Lymphom befallen werden, uneinheitlich. Extranodal kommen vor allem Immunozytome, zentroblastisch-zentrozytische Lymphome, zentroblastische und immunoblastische Lymphome vor.

Das T-Zellsystem bevorzugt die Haut, die übrigen Organe werden überwiegend oder ausschließlich von B-Zell-Lymphomen betroffen. Die Häufigkeit der einzelnen Lymphomtypen differiert auch in verschiedenen Ländern und Erdteilen. In Japan gibt es mehr T-Zell-Lymphome als in den westlichen Ländern. In den USA ist das zentroblastisch-zentrozytische Lymphom mehr als doppelt so häufig wie in Europa [136].

Da bei den Non-Hodgkin-Lymphomen die Prognose der Erkrankung entscheidend vom histologischen Subtyp abhängt, ist immer eine histologische Diagnosesicherung mit Bestimmung des Subtyps durch Lymphknotenentfernung anzustreben. Zytologische Untersuchungen können wertvolle Hinweise und flankierende Informationen bieten, sind aber nicht ausreichend für die Bestimmung des Subtyps selbst.

Neben der histologischen und immunologischen Differenzierung der Subtypen von Non-Hodgkin-Lymphomen kommt der Stadieneinteilung dieser Erkrankung klinische Bedeutung zu. Die beim Hodgkin-Lymphom gültige Stadieneinteilung der Ann Arbor-Arbeitsgruppe wurde auch auf Non-Hodgkin-Lymphome übertragen. Die Vorstellung, daß Non-Hodgkin-Lymphome sich nach einem bestimmten Ausbreitungsmuster entwickeln, führte zur Übernahme dieser beim Morbus Hodgkin besprochenen klinischen Stadieneinteilung.

b) Diagnostik

Bei der körperlichen Untersuchung ist wie bei anderen Lymphknotenerkrankungen auf sorgfältige Palpation der Lymphknotenstationen zu achten. Intraabdominelle Organvergrößerungen sind zu erfassen. Die Inspektion der Haut ist wegen der nicht seltenen cutanen Manifestation von Non-Hodgkin-Lymphomen erforderlich.

Die Laboruntersuchungen umfassen wieder den hämatologischen Status (Hämoglobin, Hämatokrit, Erythrozyten, Leukozyten, Thrombozyten, Differentialblutbild, Retikulozyten, Haptoglobin, Quick-Test, partielle Thromboplastinzeit, Blutsenkungswert), ferner den Serumstatus (Elektrolyte, Glukose, Protein, Elektrophorese, Metabolite wie Harnstoff, Bilirubin, Harnsäure und Enzyme wie GOT, GPT, alkalische Phosphatase, LDH, Cholesterinesterase) sowie eine Untersuchung des humoralen Immunstatus durch Immunelektrophorese, quantitative Bestimmung der Immunglobuline und Coombs-Test.

Differentialdiagnostische Hinweise können durch die Bestimmung von Antikörpern gegen Toxoplasma gondii, Luesspirochaeten, Zytomegalie- oder Epstein-Barr-Viren gegeben werden.

Eine Nativ-Röntgenaufnahme der Thoraxorgane in 2 Ebenen ist bei allen Patienten mit Lymphomverdacht obligatorisch. Nach Chabner [36] werden bei 26% der Patienten mit Non-Hodgkin-Lymphomen dabei pathologische Veränderungen nachgewiesen. Am häufigsten sind hiläre und mediastinale Lymphknotenvergrößerungen (18%), danach Pleuraergüsse (8%) und intrapulmonale Infiltrationen (4%). Sind Befunde in Mediastinum und Lungenhili nicht eindeutig zu klassifizieren, müssen Schichtuntersuchungen angeschlossen werden, entweder in Form von konventionellen Schichtaufnahmen oder durch ein Computertomogramm. Isolierte Parenchyminfiltrationen der Lunge erfordern eine bronchoskopische Klärung. Pleuraergüsse sollten punktiert werden, um eine zytologische Untersuchung zu ermöglichen.

Die Sonographie von Hals und Abdomen ist für den Patienten wenig belastend und kann bei guten Untersuchungsbedingungen und in der Hand eines erfahrenen Untersuchers Lymphommanifestationen von mehr als 1,5–2 cm Durchmesser nachweisen [175]. Für die Untersuchung von Leber und Milz hat diese Methode die szintigraphischen Verfahren abgelöst. Für die Beurteilung intraabdomineller Lymphknotenvergrößerungen ist sie jedoch alleine nicht ausreichend. Die bipedale Lymphographie zur Erfassung der iliakalen und paraaortalen Lymphknoten hat zuverlässige Aussagekraft. Als Alternative bietet sich die Computertomographie an. Sie hat die Lymphographie teilweise abgelöst.

Wird bei der allgemeinen Untersuchung ein Hinweis auf einen Befall des zentralen Nervensystems gefunden (Kopfschmerz, Meningismus, neurologische Symptomatik), muß eine Lumbalpunktion zur Liquorzytologie vorgenommen werden.

c) Allgemeines zur Therapie

Die optimale Therapie der Non-Hodgkin-Lymphome richtet sich nach dem histologischen Subtyp und dem klinischen Ausbreitungsstadium.

Begrenzte Ausbreitungsstadien sind beim Non-Hodgkin-Lymphom – wie eine Kieler Lymphom-Studie zeigen konnte – selten. Als begrenzte Stadien sind die Stadien I und II anzusehen [121].

Das therapeutische Konzept geht dann von der Vorstellung aus, daß Non-Hodgkin-Lymphome, ähnlich wie Hodgkin-Lymphome in einer Lymphknotenregion entstehen und sich von dort auf benachbarte Regionen ausdehnen, bevor eine Generalisation erfolgt. In den begrenzten Stadien I und II wird daher eine Großfeldbestrahlung der befallenen und der daran angrenzenden Regionen mit Gesamtherddosen von 40–45 Gy verabreicht. Wegen seiner besonderen Strahlenempfindlichkeit wird das zentroblastisch-zentrozytische Lymphom mit nur 25 Gy, auch noch im Stadium III radiiert [70].

Die in New Haven und an der Standford Universität verglichenen Daten nach einer Bestrahlung von Non-Hodgkin-Lymphomen begrenzter Ausdehnung der Stadien I und II zeigten, daß bei solchen mit günstiger Histologie (CLL, IC, CB-CC, CC) die lokale Strahlenbehandlung zu überzeugenden Ergebnissen, bei der Mehrzahl der Patienten sogar zur Heilung führen kann [18, 47, 56, 167, 168]. Ungünstiger ist das Ergebnis, wenn der histologische Befund günstig, die Krankheitsausbreitung aber bereits zum Stadium III geführt hat.

Bei ungünstigem histologischen Befund sind die Ergebnisse einer ausschließlichen Strahlentherapie unbefriedigend. Hier ist die primäre Zytostatikatherapie zu bevorzugen. Als Alternative kann die primäre Bestrahlung der betroffenen und angrenzenden Region mit anschließender Zytostatikatherapie angesehen werden.

Die Diagnose eines Non-Hodgkin-Lymphoms wird bei der Mehrzahl der Patienten erst im Ausbreitungsstadium III und IV gestellt [122]. Die Konstellation ausgedehntes Ausbreitungsstadium und günstiger histologischer Befund überwiegt. Es stellt sich die Frage, ob ein möglichst frühzeitiger Behandlungsbeginn auch bei symptomarmen Patienten anzustreben ist. An der Standford Universität wurden 35 Patienten der Stadien III und IV mit günstigem histologischen Befund und geringer klinischer Symptomatik so lange nicht therapiert, bis die Krankheit rasch progredient wurde oder meist durch ausgedehnte Lymphknotenpakete Beschwerden verursachte [158]. Die Überlebensraten dieser über 35 beobachteten Patienten erwiesen sich als ungewöhnlich gut. Nach 10 Jahren überlebten ¾, nur die Hälfte der Erkrankten wurde in den ersten 3 Jahren behandlungsbedürftig. Verglichen mit einer größeren Patientengruppe, die im Rahmen einer prospektiven Studie frühzeitig zytostatisch therapiert wurde, zeigten die zunächst unbehandelten oder nur bei zunehmenden Symptomen therapierten Patienten einen günstigen Verlauf.

Die Behandlung sollte entsprechend den derzeitigen Erkenntnissen in einer zurückhaltenden zytostatischen Therapie bestehen [158]. Bewährt hat sich z.B. Chlorambucil und Prednison. Zukünftige Therapiestudien werden prüfen müssen, ob eine intensivere Zytostatikatherapie oder eine zusätzliche Strahlenbehandlung von Nutzen sind [174].

Auch bei den Non-Hodgkin-Lymphomen hoher Malignitäten ist nicht nur eine palliative Therapie und Lebensverlängerung, sondern Heilung anzustreben. 1982 veröffentlichte Devita besonders gute Resultate mit einer Polychemotherapie von MOPP oder C-MOPP [47]. 41% seiner Patienten wiesen volle Remissionen von 2 bis 10 Jahren Dauer auf. Damit zeigte er, daß ausgedehnte Non-Hodgkin-Lymphome ungünstiger Histologie heilbar sind. Es handelte sich bei diesen Patienten um zentroblastische und immunoblastische Lymphome.

Für Patienten mit Non-Hodgkin-Lymphomen niedriger Malignität werden Medikamente entwickelt, die die körpereigene Immunregulation beeinflussen. Durch Leukozyteninterferon konnten bei ca. der Hälfte aller Behandelten Teilremissionen beobachtet werden. Aus Standford wurde über 10 Patienten berichtet, deren Behandlung mit monoklonalen Antikörpern erfolgte, welche gegen Membranantigene der erkrankten Lymphozyten gerichtet waren [143, 192]. Klinisch wurde ein vorübergehender Abfall der malignen Zellen mit zum Teil langanhaltender Verkleinerung der Lymphknoten gesehen. Die Wirkungsweise beruht weniger auf einem zytotoxischen Effekt auf Tumorzellen, als auf einem Abbau des retikuloendothelialen System und einer Proliferationshemmung [165].

So überzeugend der therapeutische Fortschritt bei Hodgkin-Lymphomen ist – man kann im Stadium I und II Heilung bis zu 95% erwarten – so unbefriedigend bleibt vorläufig die Behandlung der Non-Hodgkin-Lymphome, insbesondere bei den lymphoblastischen Tumoren des Kindesalters. Trotz der großen Bemühungen um Bestimmung histologischer Subtypen und einheitlicher Klassifikation bleibt zumindest in vielen Fällen die unsichere Prognose klinischer Einzelverläufe bestehen. Es hat sich bei den Non-Hodgkin-Lymphomen trotz chemotherapeutischer und radiologischer Behandlungsprinzipien an der von W. Becker in seinem Berliner Referat 1963 geäußerten Aussage nichts Entscheidendes geändert, daß der Verlauf der Non-Hodgkin-Lymphome von Fall zu Fall, oft nicht voraussehbar, stark variiert [13].

Auf den folgenden Seiten werden klinisch wichtige einzelne Non-Hodgkin-Lymphome behandelt.

d) Chronisch lymphatische Leukämie (CLL)

Allgemeines

Diese Erkrankung zeigt das extreme Ausmaß einer Lymphozytose und ihre morphologisch reinste Ausprägung. Die chronisch lymphatische Leukämie stellt eine generalisierte Erkrankung des lymphatischen Gewebes dar, die in ihrer klassischen Verlaufsform mit einer Vermehrung der Lymphozyten im peripheren Blut und einer Wucherung lymphatischer Zellen in den Geweben sowie mit Lymphknotenschwellungen und Milzvergrößerung einhergeht. Ihr Prädilektionsalter ist das 4. bis 7. Lebensjahrzehnt.

Diagnostik

Als erstes Krankheitszeichen stellen sich Lymphknotenschwellungen ein. Nicht selten führen Hautjucken, chronische Ekzeme, Pyodermien oder leukämische Hautinfiltrate den Kranken zum Arzt. Das Allgemeinbefinden ist lange Zeit unbeeinträchtigt. Die Lymphknotenschwellungen treten zumeist am Hals, in den Achselhöhlen und den Leistenbeugen auf. Die Lymphknoten sind voneinander gut abgrenzbar und verschieblich. Einschmelzungen oder Erweichungen kommen nicht vor. Die Milzschwellung ist in der Regel kleiner als bei der chronisch myeloischen Leukämie. Die Prognose der Erkrankung ist günstiger als die der chronischen Myelosen.

Die leichten Formen können jahrzehntelang mit normalen oder nur wenig erhöhten Lymphozytenzahlen, normalem roten Blutbild, geringgradiger Lymphknotenschwellung, unbedeutender Hypogammaglobulinämie bei fast ungestörtem Allgemeinbefinden verlaufen.

Demgegenüber zeigen aggressivere Formen von vorneherein eine starke Lymphozytose mit Anämie und Thrombozytopenie, eine stark erhöhte Blutkörperchensenkungsgeschwindigkeit, ausgedehnte Lymphknotenschwellungen und eine deutliche Hypogammaglobulinämie. Der Verlauf ist kürzer und beträgt meist nur wenige Jahre.

Zwischen diesen beiden extremen Formen der chronisch lymphatischen Leukämie gibt es Übergänge. Im allgemeinen wird das Schicksal der CLL-Kranken durch die zunehmende Hypogammaglobulinämie mit einem entsprechenden Antikörpermangelsyndrom bestimmt. Dieses ist bis heute durch keine Behandlungs-

form zu bessern oder zu kompensieren. Seine stete Progredienz ist unabhängig
von allen zytologischen CLL-Parametern.

Angesichts dieser Tatsache muß der Begriff der Remission in seiner bisher üblichen Definition in bezug auf die chronisch lymphatische Leukämie relativiert
werden [194].

Therapie

Für die Therapie gilt grundsätzlich weiterhin die Regel, daß sie erst eingeleitet
wird, wenn eine deutliche Reduktion des Allgemeinbefindens, eine zunehmende
Anämie, sehr starke Organvergrößerungen oder Komplikationen wie Autoimmunerkrankungen, also eine starke Belastung des Patienten besteht. Lediglich bei
Stadien III und IV ist eine Indikation zum Therapiebeginn gegeben und ein Behandlungseffekt zu erwarten.

Die patho-physiologischen Grundlagen der verschiedenen Behandlungsmöglichkeiten sollen in wenigen Sätzen dargestellt werden.

Die für die CLL typische Blutlymphozytose und die Überfüllung der einzelnen Organe mit Lymphozyten beruht einerseits auf einer gesteigerten Proliferation von lang- zu kurzlebigen Lymphozyten, andererseits auf einer verlängerten
Lebensdauer dieser an sich kurzlebigen Zellen, so daß ein Überleben einzelner
Lymphozyten bis zu mehreren Jahren feststellbar wird. Es wird angenommen,
daß bei CLL-Kranken die Proliferationsphase um das Zehnfache und die Lebensdauer der Lymphozyten um das Fünffache gesteigert wird. Die chronisch lymphatische Leukämie ist demnach eine Proliferations- und Akkumulationskrankheit des lymphatischen Systems. Dabei sind akkumulierte Zellen funktionell minderwertig. Sie können sich nicht zu immunglobulinproduzierenden Zellen differenzieren und rezirkulieren langsamer als gesunde Lymphozyten [177].

Das Ergebnis dieser Funktionsstörung ist das zunehmende, bisher nicht beeinflußbare, den Kranken dauernd gefährdende Antikörpermangelsyndrom. Die
CLL ist demnach auch eine Immuno-phthisische Erkrankung. Es ergeben sich
deshalb Risiken für die Applikation von Zytostatika, da diese Medikamente fast
ausnahmslos eine immunosuppressive Wirkung besitzen. Durch zytostatische
Therapieformen wird dem CLL-Kranken zusätzlich zu seinem krankheitsbedingten humoralen Immundefekt (Antikörpermangelsyndrom) ein zellulärer Immundefekt (T-Zell-Supprimierung) zugefügt.

Vor Beginn einer jeden derartigen Behandlung sind daher Nutzen und Risiko
der geplanten Therapie gegeneinander abzuwägen.

Unter den Zytostatika hat sich das Chlorambucil (Leukeran) in der CLL-Behandlung bewährt. Anderen Zytostatika wie Endoxan, Natulan, Velbe oder
TEM kommt bei der Behandlung von CLL-Kranken geringere Bedeutung zu. Eine Verminderung der Lymphozyten und Verkleinerung der Milz kann z. B. auch
durch Corticosteroide erreicht werden [109].

Immunstimulierende Maßnahmen kommen bei der CLL, bei der vorwiegend
ein humoraler Immundefekt besteht, kaum in Betracht.

e) Immunozytom (IC)

Allgemeines

Unter diesem Namen wird eine Gruppe von Krankheitsbildern zusammengefaßt, die mit der chronisch lymphatischen Leukämie verwandt ist und fast ebenso häufig beobachtet wird. Es handelt sich dabei um eine Erkrankung, die sich formal wie die meisten chronisch lymphatischen Leukämien von B-Lymphozyten ableitet. Der wesentliche Unterschied zwischen der CLL und dem Immunozytom besteht darin, daß die Lymphozyten des Immunozytoms Immunglobuline vorwiegend vom IgM-Typ produzieren, während die CLL-Lymphozyten dazu nicht fähig sind. Aber nur bei einem Teil der Immunozytomkranken werden die von den Lymphozyten gebildeten Immunglobuline in das Serum abgegeben, wo sie als Paraproteine in Erscheinung treten.

Das klinische Bild entspricht dann der Makroglobulinämie Waldenström. Dieses trifft aber nur für ein Drittel der Immunozytomkranken zu. Bei den übrigen sind die Immunglobuline im Serum normal oder nur leicht erhöht.

Im klinischen Bild stehen neben den Lymphknotenschwellungen Fieber, allgemeine Schwäche, Gewichtsverlust, Nachtschweiß und Gelenkbeschwerden im Vordergrund. Stärkere Lymphknotenschwellungen finden sich nur bei einem Teil der Kranken. Bei anderen besteht ein großer Milztumor. Schließlich wird eine extralymphatische Form unterschieden, die vorwiegend oder ausschließlich Tumoren im Bereiche der Haut, der Muskulatur und der Orbita aufweist.

Therapie

Therapeutisch ergeben sich beim Immunozytom ähnliche Gesichtspunkte wie bei der chronisch-lymphatischen Leukämie. Bei den lymphonodösen Formen beschränkt man sich vorwiegend auf antiproliferative, zytostatische Maßnahmen und Corticosteroide [109]. Bei der extralymphatischen und der splenomegalen Form kommt eine Strahlentherapie in Betracht und zwar in ähnlicher Dosierung wie bei der chronisch-lymphatischen Leukämie. Treten im Laufe der Erkrankung Symptome eines Hypersplenismus in den Vordergrund, kann die Splenektomie das Krankheitsbild oft nachhaltig bessern.

f) Zentrozytom (CC)

Allgemeines

Das Zentrozytom bietet ebenfalls klinische und blutmorphologische Ähnlichkeiten mit der chronisch lymphatischen Leukämie und dem Immunozytom. Zytogenetisch leitet sich dieses Lymphom von den kleinen Keimzentrumszellen, den Zentrozyten, ab. Wegen der histologischen Lymphknotenstruktur wurde die Erkrankung früher als lymphozytisches Lymphosarkom oder als Leukosarkomatose bezeichnet.

Diagnostik

Der klinische Verlauf zeigt Ähnlichkeiten mit der chronisch lymphatischen Leukämie und dem Immunozytom. Lymphknotenschwellungen sind obligatorisch. Nach der Kieler Nomenklatur wird das Zentrozytom den Lymphomen mit niedrigem Malignitätsgrad zugeordnet. Der Verlauf dieser Erkrankungen ist jedoch deutlich ungünstiger als der anderer Non-Hodgkin-Lymphome dieses Malignitätsgrades.

Therapie

Die Behandlung der Zentrozytome ist schwieriger und oft weniger wirksam als die der übrigen Lymphome niedrigen Malignitätsgrades. In den Krankheitsstadien I und II wird bei Lokalisation der Erkrankung oberhalb des Zwerchfelles eine Großfeldbestrahlung mit einer Gesamtherddosis von 40 Gy vorgenommen. In den Stadien III und IV erfolgt die aggressive Polychemotherapie (MOPP, ZOOP, ZHOP). Diese medikamentöse Therapie kann nach Überwindung der akuten Krankheitserscheinungen durch eine zusätzliche Strahlentherapie der Hauptkrankheitslokalisationen ergänzt werden. Da die Erkrankung eine hohe Rezidivrate aufweist, wird vielfach die Fortführung der Chemotherapie, die die Remission eingeleitet hat, als Erhaltungstherapie empfohlen [25–27].

g) Zentroblastisch-zentrozytisches Lymphom (CB-CC)

Allgemeines

Das im Jahre 1925 von Brill-Symmers beschriebene Krankheitsbild leitet sich zytogenetisch von Zellen der Keimzentren, den Zentrozyten und Zentroblasten ab und wird daher als zentroblastisch-zentrozytisches malignes Lymphom bezeichnet. Es ist gekennzeichnet durch multiple Lymphknotenschwellungen ohne sonstige wesentliche Krankheitszeichen. Die Lymphknotenvergrößerungen entwickeln sich langsam im Verlaufe von Jahren, Fieber besteht in der Regel nicht. Das Allgemeinbefinden ist lange Zeit unbeeinträchtigt, erst im Finalstadium entwickelt sich eine zunehmende Kachexie.

Diagnostik

Die ersten Lymphknotenschwellungen treten meist am Halse auf, sie sind nicht schmerzhaft und bleiben gewöhnlich weich und beweglich. Oft können sie Monate, manchmal Jahre unverändert bestehen. Spontane Rückbildungen sind möglich. Im Thorax werden besonders die mediastinalen Lymphknoten befallen, zuweilen ist eine explosionsartige Ausbreitung zum generalisierten Lymphknotenbefall zu beobachten. Charakteristisch ist das histologische Bild der Lymphknoten, welches allein die Sicherung der Diagnose erlaubt. Im Blutbild finden sich keine typischen Veränderungen. Manchmal besteht eine Leukopenie. Das Differentialblutbild ist uncharakteristisch, ebenso der Knochenmarksbefund. Die Blutkörperchensenkungsgeschwindigkeit ist stets erhöht, extreme Werte sind jedoch selten.

Die Prognose dieser Erkrankung ist im ganzen ungünstig, wenngleich sie schleichend verläuft und das Krankheitsbild lange Zeit als relativ gutartig imponiert. Die Krankheitsdauer schwankt zwischen 5 bis 10 Jahren, längere Verläufe sind keine Seltenheit.

Therapie

Charakteristisch für die Erkrankung ist die außerordentliche Strahlensensibilität der Lymphome. An der Spitze aller therapeutischen Maßnahmen steht daher die Strahlentherapie, die immer angewendet werden sollte, wenn sich Lymphknotenschwellungen nur unterhalb oder nur oberhalb des Zwerchfelles finden. Aber auch im Stadium III, also wenn Lymphknotenschwellungen oberhalb und unterhalb des Zwerchfelles vorhanden sind, ist eine Radio-Chemotherapie angezeigt, wobei eine Herddosis von 25 Gy ausreichend ist. Bei hoher Aktivität der Erkrankung sind aggressive Cytostatikaschemata angezeigt, in erster Linie die Kombination von Vincristin mit Cyclophosphamid und Prednison (COP). Darüber hinaus sind in den letzten Jahren auch Kombinationen mit Adriamycin, Vincristin und Prednison empfohlen worden [25, 26].

Die Behandlung wird im allgemeinen erst begonnen, wenn erhebliche Beschwerden bestehen. Ein früherer Therapiebeginn bringt den Patienten keine bessere Überlebenswahrscheinlichkeit.

h) Zentroblastisches Sarkom (CB)

Allgemeines

Das zu den hochmalignen Non-Hodgkin-Lymphomen gehörende zentroblastische Sarkom, auch germinoblastisches Sarkom oder zentroblastisches Lymphom bezeichnet, nimmt seinen Ausgang von den großen Keimzentrumszellen und entspricht nach der alten Nomenklatur dem Retikulosarkom.

Diagnostik

Das Krankheitsbild des zentroblastischen Lymphoms ist uneinheitlich. Der Beginn kann schleichend, aber auch stürmisch sein. Häufig sind unklare Fieberschübe erstes Krankheitszeichen, doch gibt es auch fieberfreie Erkrankungsfälle. Lymphknotenschwellungen treten meist multipel an verschiedenen Körperstellen, oft zuerst am Hals, in den Axillen oder im Mediastinum in Erscheinung [137]. Eine Schwellung von Leber und Milz ist oft vorhanden. Eine Anämie, die nur selten einen hämolytischen Charakter hat, eine ausgeprägte bis hochgradige Beschleunigung der BSG, eine Dysproteinämie mit stärkerer Vermehrung der alpha-2-Globuline, oft eine gesteigerte Aktivität der alkalischen Serumphosphatase sind zu beobachten. Leukozyten und Thrombozyten sind häufig uncharakteristisch verändert. Die Diagnose ergibt sich aus dem histologischen und zytologischen Bild.

Therapie

Da zentroblastische Lymphome sehr strahlensensibel sind, erfolgt ihre Behandlung in Form einer Großfeldbestrahlung mit einer Gesamtherddosis von 40 Gy. In den Stadien I und II oberhalb des Zwerchfelles ist diese Therapie ausreichend, in anderen Krankheitsstadien wird eine kombinierte Radio-Chemotherapie vorgenommen (COP, MOPP, CHOP), die bereits zu einer partiellen Remission geführt haben sollte, bevor die Strahlenapplikation beginnt. Eine medikamentöse Erhaltungstherapie scheint bei vielen Patienten mit zentroblastischem Lymphom unnötig zu sein [25, 27].

i) Immunoblastisches Lymphom (IB)

Allgemeines

Das immunoblastische Lymphom leitet sich von den Immunoblasten ab. Es entspricht dem Retothelsarkom der alten Nomenklatur. Die Symptomatik und der Krankheitsverlauf zeigen ähnliche Vielfalt der Erscheinungsformen wie das zentroblastische Lymphom, auch Blut- und sonstige Laboratoriumsbefunde entsprechen dem zentroblastischen Lymphom.

Therapie

Die Behandlung von Kranken mit immunoblastischen Lymphomen entspricht denjenigen mit zentroblastischen Lymphomen. Es wird in ähnlicher Weise meist eine kombinierte Chemo-Radiotherapie vorgenommen. Da Remissionen seltener erreicht werden und sich Rezidive früher und häufiger einstellen, sollte die Polychemotherapie über einen längeren Zeitraum als Erhaltungsdosis fortgeführt werden. Wegen der schlechten Prognose werden aggressivere Kombinationen mit Substanzen, die keine Kreuzresistenz gegenüber zuvor verwendeten Zytostatika aufweisen, appliziert. Besonders günstig hinsichtlich der Erhaltung einer einmal erreichten Remission und zur Vermeidung eines Befalls des zentralen Nervensystems hat sich eine Kombination aus Vincristin (O), Zytosinarabinosid (A) und Prednison (P) bewährt [27]. Dieses als OAP abgekürzte Schema soll monatlich einmal wiederholt werden.

j) Lymphoblastisches Sarkom (LB)

Allgemeines

Zu den lymphoblastischen Sarkomen sind die akute lymphatische Leukämie, aber auch das B-Zell-Lymphom vom Burkitt-Typ zu rechnen.

Dieser Burkitt-Tumor tritt im tropischen Afrika und Neuguinea endemisch auf. Er ist vorwiegend im Gesichts- und Kieferbereich lokalisiert und weist eine sehr enge Beziehung zum Epstein-Barr-Virus auf [30, 140, 150]. Dieses Virus läßt sich aus etablierten Tumorzellkulturen anzüchten. Das vom afrikanischen Burkitt-Lymphom abzugrenzende in Europa und Amerika sporadisch vorkommende

Burkitt-Typ-Lymphom hat histologisch mit dem afrikanischen das charakteristische Sternhimmelbild gemeinsam. Seine Zuordnung zur B-Zell-Reihe ist heute unbestritten [19, 121, 122]. Im Gegensatz zum afrikanischen Typ gelingt bei den westlichen Formen eine Epstein-Barr-Virus Anzüchtung nur selten, auch ist das Gesichtsskelett in diesen Fällen vergleichsweise selten betroffen. Seine Hauptlokalisation liegt vielmehr im Abdomen.

Das Burkitt-Lymphom und das Burkitt-Typ-Lymphom sind Tumoren des Kindesalters [134]. Jenseits des zweiten Lebensjahrzehnts findet man das afrikanische Burkitt-Lymphom nicht [147]. Den westlichen Typ findet man in 15% auch bei älteren Patienten [124].

Während das Burkitt-Lymphom in Äquatorialafrika häufig vorkommt, ist das Auftreten des Analogons in Amerika und Europa seltener und macht ca. 15% der kindlichen malignen Lymphome oder 30–50% der kindlichen Non-Hodgkin-Lymphome aus [42, 67]. Insgesamt betrifft die durchschnittliche jährliche Frequenz von Burkitt-Typ-Lymphomen bei Kindern in westlichen Ländern 1–3 auf 1 Million. Das ist 20–100 × weniger als das Burkitt-Lymphom in Zentralafrika [149, 153, 154].

Die Suche nach dem ursächlichen Virus führte beim Burkitt-Lymphom direkt zur Entdeckung des Epstein-Barr-Virus und zu der Beobachtung, daß Epstein-Barr-Virus-DNA bei 96% der afrikanischen Erkrankungen, aber nur bei 10–20% der westlichen vorhanden ist [4, 125, 135, 138]. Dieser Unterschied wird durch die Tatsache unterstrichen, daß nur 16–25% der westlichen Burkitt-Typ-Lymphome einen Mangel an Antikörpern gegen Epstein-Barr-Virus zeigen [124].

Diagnostik

Das klinische Bild ist durch das Auftreten multipler Tumoren gekennzeichnet. Die Diagnose des Burkitt-Lymphoms wird auf Grund histologischer und zytologischer Fakten gestellt, die im Jahre 1969 von der WHO angegeben wurden [16]. Burkitt-Lymphom und Burkitt-Typ-Lymphom gehören zu den malignen Lymphomen von hohem Malignitätsgrad. Wegen der starken Neigung zu Lokalrezidiven und Disseminierung mit sekundärem Knochenmarksbefall und Befall des zentralen Nervensystems ist die Prognose dieses dem B-Zell-Typ zuzurechnenden Lymphoms ungünstig. Eine Halslymphknotenbeteiligung, die in Afrika selten vorkommt, wird häufiger bei Kindern aus Amerika und Europa als erstes Zeichen der Erkrankung bemerkt [3, 22, 23].

Therapie

Therapeutisch wird schon in den frühen, noch begrenzten Stadien der Erkrankung eine Kombination von Zytostatika und Strahlentherapie empfohlen. Da das Therapieergebnis der zu Therapiebeginn bestehenden Tumormasse umgekehrt proportional ist, sollte eine chirurgische Reduktion erkrankter Lymphknoten erfolgen. Unter den Zytostatika haben sich Zyklophosphamid und Methotrexat, aber auch Carmustin meist in Kombination mit Prednison als wirksam erwiesen [3, 210, 211]. Bei den lokalen Strahlentherapien wird 40 Gy Gesamtherddosis appliziert, bei der Großfeldbestrahlung des gesamten Abdomens 21 Gy innerhalb von 2 bis 3 Wochen.

VI. Halslymphknotenmetastasen

1. Allgemeines

Die existentielle Bedeutung der lymphogenen Metastasierung für den Verlauf und die Prognose einer Krebserkrankung ist bekannt [126]. Viele Faktoren beeinflussen die Dynamik der lokalen Tumorausbreitung. Wesentlich sind vor allem Tumorgröße, Tumorsitz und feingewebliche Beschaffenheit, also die Tumorbiologie. Hinsichtlich der Metastasierungsneigung ist die örtliche Ausbildung des Lymphkapillarnetzes bedeutsam. Auch die Nachbarschaft von beweglichen Systemen wie Kau-, Schluck- und Atemorganen sowie die enge Beziehung an das regionale Gefäßsystem begünstigen die Entwicklung von Metastasen.

Histologische Untersuchungen erleichtern die Einschätzung einer Situation, sagen im Einzelfall aber über den entscheidenden subklinischen Metastasierungsgrad wenig aus.

Ein Bild der biologischen Situation der Tumorerkrankung kann mit großen Einschränkungen z. Z. das TNM-System geben, durch das der Tumor und seine Absiedlungen erfaßt werden sollen und das gewissermaßen ein Summenbild einiger Einflußgrößen darzustellen versucht [15]. Dieses System läßt aber einen wesentlichen Faktor der lokalen und heterotopen Tumordissiminierung außer acht, nämlich den der Tumorbiologie.

Tumorzellen besitzen oberflächengebundene Antigene, die zellgebundene und humorale Abwehrsysteme aktivieren. Die tumorsensibilisierten T-Lymphozyten aus den regionären Lymphknoten bewirken dabei eine generalisierte, aber labile Steigerung der Immunabwehr.

Die Vorstellung, daß die maligne Entgleisung eines Gewebes in der Mehrzahl der Fälle durch das spezifische Immunsystem erkannt und unterbrochen werden kann, setzt voraus, daß sich die entarteten Zellen von den normalen körpereigenen Zellen in ihrer Oberflächenstruktur unterscheiden. Erste zuverlässige Anhaltspunkte für die Existenz immunspezifischer Abwehrmechanismen gegen Tumoren ergaben sich aus Versuchen an Inzuchtmäusen [1]. Wird z. B. ein Tumor, der sich nach subcutaner Inokulation von malignen Zellen bildet, so ligiert, daß er abstirbt, entwickelt das Tier die Fähigkeit, ein späteres Implantat des selben Tumors abzustoßen. Andererseits hinterläßt die Immunisierung mit syngenen Hauttransplantaten oder mit normalen, aus verschiedenen Organen stammenden Zellen, keinen Schutz gegenüber dem Tumor. Aus diesen Beobachtungen wurde der Schluß gezogen, daß Tumorzellen tatsächlich über für sie charakteristische tumorspezifische Transplantationsantigene verfügen können. Die Mehrzahl der tumorspezifischen Antigene entspricht in ihrer Immunogenität den schwachen Transplantationsantigenen [14, 15, 72].

Die immunogene Potenz von Tumoren kann innerhalb einer großen Bandbreite streuen. Auch bei den durch karzinogene Stoffe induzierten Tumoren sind große Unterschiede in der Immunogenität festgestellt worden. Klinisch bedeutsam erscheint, daß für eine Reihe von Spontantumoren bisher kein immunogener Effekt nachgewiesen werden konnte.

Ausmaß und Charakter der gegen einen Tumor gerichteten Immunreaktion wird nicht allein durch seine Immunogenität bestimmt, sondern sie hängt offenbar auch davon ab, wie eng der Tumor mit den Komponenten des Immunapparates in Kontakt kommt. Während sich einem lokal abgekapselten Tumor gegenüber häufig keine oder nur eine schwache spezifische Immunreaktion ausbildet, vermag derselbe Tumor nach Metastasierung eine kräftige Immunreaktion auszulösen.

Obwohl das Immunsystem über eine Vielzahl von Mechanismen verfügt, die das Tumorwachstum beeinflussen können, bleibt eine Reihe von zentralen Problemen der Tumorimmunologie ungelöst. Hierzu gehört die Frage nach der „physiologischen" Häufigkeit des Auftretens von malignen Entartungen bzw. nach der Existenz und Effizienz von immunologischen Überwachungsmechanismen. Die Suche nach einer Überwachungsfunktion beim T-Zellsystem blieb bisher unbefriedigend. Voraussetzung für ein besseres Verständnis der komplexen Vorgänge ist, daß die beteiligten Komponenten identifiziert und selektiv beeinflußt werden können. Dies gelingt bisher nicht ausreichend. Die Erwartungen, die in die experimentellen und klinischen Versuche mit einer Immuntherapie gesetzt worden sind, konnten deshalb nur in Ansätzen erfüllt werden.

Das Immunsystem verfügt über zahlreiche zelluläre und humorale Mechanismen, die das Tumorwachstum entweder hemmen oder begünstigen können. In der Frühphase stehen natürlich Mechanismen mit beschränkter Spezifität im Vordergrund, später dominieren immunspezifische Vorgänge [72, 88].

Zwischen Tumorresistenz und Infektionsresistenz bestehen gewisse Parallelen. Das Postulat, das Immunsystem diene auch der Verhinderung einer malignen Entartung, wurde erstmals von Paul Ehrlich aufgestellt. Er kam aufgrund genetischer Überlegungen zu dem Schluß, daß die großen multizellulären Organismen täglich Millionen von Fehlermöglichkeiten bzw. Mutationen bieten.

Ein Überleben derart komplexer Organismen sei nur denkbar, wenn Kontrollmechanismen vorhanden seien, welche die Folgen solcher Entgleisungen ständig rückgängig zu machen vermögen.

Die Vorstellung, daß die Evolution des spezifischen Immunapparates und insbesondere der T-Zellreaktivität weitgehend auf die Verhinderung einer malignen Entartung ausgerichtet sei, wurde zur Theorie der Immunüberwachung kristallisiert [88]. Diese Hypothese postuliert, daß die spezifische durch T-Zellen vermittelte Immunaktivität in erster Linie der frühzeitigen Erkennung und Ausschaltung von kleinsten, klinisch noch nicht erfaßbaren Tumoren dient. Ein bereits etablierter Tumor wäre als ein Beweis für ein Versagen des spezifischen Immunüberwachungssystems zu werten.

Dieses Konzept, daß die Tumorimmunologie über einen längeren Zeitraum beherrschte, hat in dieser Form in den letzten Jahren zunehmend an Bedeutung verloren. Zu dieser Entwicklung haben klinische und experimentelle Beobachtungen beigetragen, aus denen hervorging, daß in vielen Fällen keine Beziehung zwischen Tumorresistenz und T-Zellreaktivität besteht [72].

Die Prognose bei ausgedehnten Tumoren des Kopf-Hals-Bereiches mit Metastasierung hat sich in den vergangenen Jahrzehnten trotz des Einsatzes moderner chirurgischer, radiologischer und chemotherapeutischer Verfahren kaum gebessert [43]. Die Überlebenschancen bei frühzeitiger Tumorentdeckung und exakter posttherapeutischer Überwachung sind jedoch deutlich angestiegen. Die Aufmerksamkeit der Kliniker wird deshalb besonders auf die Entdeckung dieser Karzinomfrühformen gelenkt. Auch das sog. Tumormonitoring, die exakte biologische Beobachtung der behandelten Patienten und die Entdeckung erster Anzeichen erneuter Tumoraktivität sind eine vordringliche Aufgabe.

Auf diesem Gebiet haben die sog. Tumormarker in den letzten Jahren Bedeutung gewonnen. Verschiedene „Krebstests" mit mehr oder weniger spezifischer Aussage sind in Entwicklung und im klinischen Einsatz. Trotz aller Bemühungen ist es bisher nicht gelungen, für Karzinome des Kopfes und Halses ein sicheres Tumorscreening zu erreichen. Die bisherigen Verfahren erfordern eine zu aufwendige Untersuchungstechnik oder die Spezifität solcher Tests ist unzureichend.

Tumorantigene und Tumorantikörper gewinnen an Bedeutung. Ihre exakte Charakterisierung könnte einen Weg für die Frühdiagnostik eröffnen. Die Forschung auf dem Gebiet der tumorassoziierten Antigene, besonders der onkovitalen Antigene ist in den letzten 10 Jahren besonders aktiviert worden [199].

Die Vielfalt vorhandener Tumormarker (carcinofetale Antigene bzw. Proliferationsantigene) ist zunächst verwirrend. Für die Tumoren der Kopf-Hals-Region haben sich das Alpha-2H-Protein sowie das gamma-feto-Protein als nützlicher Marker erwiesen. Embryonale Gewebe enthalten Embryonalantigene, die in den Geweben von Erwachsenen nicht oder nur in sehr geringen Mengen gefunden werden. In Tumoren kommen diese Antigene vereinzelt vor. Dies führte zur Bezeichnung Carcino-embryonale Antigene (CEA). Es handelt sich um charakteristische Tumorantigene also „Marker". Ihre Konzentration im Blut korreliert im Idealfall mit der Tumorgröße. Tumorrezidive werden früher erkennbar, wenn ein Titer wieder ansteigt.

Im Jahre 1975 wurde eine solche Substanz in Karzinomen des menschlichen Gastrointestinaltraktes gefunden [199]. Dieses carcino-embryonale Antigen gehört zu einer ganzen Gruppe verschiedener Seroglykoproteide, die teilweise mit gutem Erfolg in der Diagnostik und Therapiekontrolle vor allem der Gastrointestinalregion Anwendung finden. Es ist zu erwarten, daß sich diese Form der Diagnostik und Überwachung auch auf die Tumoren des Kopfes und Halses übertragen läßt und damit ein feinerer Indikator als Palpation und Röntgendiagnostik für die Entdeckung bzw. Überwachung von Tumorpatienten zur Verfügung stehen wird. Damit wäre eine subklinische Metastasierung früher zu erfassen.

Die lokale Tumortherapie erfolgt allgemein entsprechend der TNM-Klassifizierung. Die bis heute nicht zu erfassende subklinische Metastasierung bietet bei der Festlegung der Therapie jedoch noch große Probleme. Die sog. prophylaktische Neck dissection führt deshalb immer wieder zu wissenschaftlichen und klinischen Diskussionen. Zuverlässige „Marker" wären hier hilfreich.

Ausgedehnte Oropharynx- und Hypopharynxkarzinome erfordern wegen der Metastasierungstendenz neben der Primärtumorbeseitigung auch die Entnahme des lymphatischen Abflußgebietes [56, 79, 83, 100]. Strengen statistischen Analysen amerikanischer Arbeitsgruppen ist jedoch zu entnehmen, daß es keine überzeugenden Belege für eine Verlängerung der Lebenserwartung solcher Patienten mit prophylaktischer Neck dissection gibt [141, 191]. Es ist deshalb zu diskutieren, ob nicht nach einer vollständigen lokalen Tumorentfernung die in einer zweiten Sitzung nach Auftreten eines tastbaren cervikalen Lymphknotens nachgeholte kurative Neck dissection das tumorbiologisch angemessenere Verfahren ist. Daß bei vorhandener Lymphknotenmetastasierung die klassische Neck dissection indiziert ist, bleibt von diesem Gedanken unberührt. Die Grenzen der chirurgischen und radiologischen Therapie der Kopf- und Halstumoren und ihrer Halslymphknotenmetastasen sind in unserem Fach schon seit ca. 20 Jahren erreicht und kaum ausgeweitet worden.

Ergänzend hat sich der Einsatz von Zytostatika in Form einer Vielzahl von Polychemotherapieschemata als Behandlungsmaßnahme ergeben [55, 183]. Obwohl bei einem Teil der Patienten eine temporäre Remission bis hin zur klinischen Totalremission durch Chemotherapeutika zu beobachten ist, bleibt diese Therapie im Hinblick auf ihre Bedeutung für die Immunitätslage von Patienten, die durch Chemotherapeutika reduziert wird, im Versuchsstadium [151].

2. Spezielle Kopf- und Halskarzinome

Auf die einzelnen Kopf- und Halsmalignome, die in die cervikalen Lymphknoten metastasieren können, soll an dieser Stelle nicht eingegangen werden. Sie wurden von Becker umfassend abgehandelt [13, 14]. Es erscheint jedoch angebracht, zum Kenntnisstand von Nasopharynx- und die Schilddrüsenkarzinomen zu berichten. Zu diesen Tumoren liegen neuere Erkenntnisse vor.

a) Nasopharynxkarzinome

Erste Hinweise, daß Nasopharynxkarzinome mit dem Epstein-Barr-Virus vergesellschaftet sein könnten, wurden 1966 von Old und Mitarbeitern erarbeitet [148]. Diese Arbeitsgruppe konnte zeigen, daß im Serum von Patienten mit Nasopharynxkarzinomen Antikörper vorhanden waren, die Epstein-Barr-Virus spezifische Antigene präzipitierten. Beim Nasopharynxkarzinom finden sich hohe Antikörpertiter gegen diese virusspezifischen Antigene. Außerdem enthalten die Tumorzellen virusspezifische DNA und ein virusspezifisches Antigen, das sog. EBNA [212]. Die Tumorzellen enthalten die viralen Informationen als kleine ringförmige extrachromosomale DNA [125].

Das Nasopharynxkarzinom weist ein typisches geographisches Verteilungsmuster auf. Es ist in Südchina der häufigste Tumor bei Männern. Aber auch in Nordafrika und in den Mittelmeerländern wird das Nasopharynxkarzinom häufiger als in der Bundesrepublik gefunden. Infektionsmodalitäten scheinen damit möglich. Unabhängig von der Frage, ob das Epstein-Barr-Virus kausal an der Entstehung dieser Tumoren beteiligt ist, hat sich die enge Assoziation mit dem Epstein-Barr-Virus als praktisch wichtig für die Diagnostik des Nasopharynxkarzinoms erwiesen. Das Ehepaar Henle konnte zeigen, daß Epstein-Barr-Virus spezifische IgA-Antikörper regelmäßig im Serum von Patienten mit Nasopharynxkarzinomen, jedoch nur selten bei anderen Personen nachweisbar sind [84–86].

Beim Nasopharynxkarzinom handelt es sich nicht um einen einheitlichen Tumor. Nach der WHO-Klassifikation unterscheidet man:

verhornende Plattenepithelkarzinome,
nicht verhornende Plattenepithelkarzinome,
undifferenzierte Karzinome.

Die hohen Antikörpertiter gegen Epstein-Barr-Viren korrelieren nur mit undifferenzierten Nasopharynxkarzinomen. Die serologische Virusdiagnostik kann daher nur zur Diagnose dieses Tumortyps beitragen. Sie ist dann mit großer Zuverlässigkeit möglich. Nur in Einzelfällen ist bei Kindern mit Nasopharynxkarzinomen dieses Typs ein Fehlen der Epstein-Barr-Virus spezifischen IgA-Antikörper beobachtet worden [89, 90].

Dem Nachweis virusspezifischer IgA-Antikörper zur Diagnostik des Nasopharynxkarzinoms kommt auch deshalb große Bedeutung zu, weil die IgA-Antikörper bereits vor der klinischen Manifestation der Erkrankung nachweisbar sind [2, 89, 91, 92, 208, 209].

Die Bestimmung von virusspezifischen Antikörpern wird daher auch zur Identifizierung von Risikogruppen und zur Frühdiagnose eingesetzt. Dieses geschieht seit 1978 in dem Hauptrisikogebiet in Südchina, wo ein Kollektiv von 150 000 Menschen auf virusspezifische IgA-Antikörper untersucht wurde. Diese Untersuchungen haben den Wert der serologischen Diagnostik eindrucksvoll unter Beweis gestellt und sind aus der medizinischen Krebsvorsorge dieser Region nicht mehr wegzudenken [37, 90, 91, 209].

Auch für die Therapiekontrolle und frühzeitige Rezidiverkennung ist die Bestimmung des EBV-spezifischen Antikörpers wichtig [20]. Bei erfolgreich behandelten Patienten läßt sich eine rückläufige Tendenz dieser Titer beobachten [86]. Ein erneuter Anstieg der Antikörper muß als prognostisch ungünstiges Zeichen gewertet werden, kann aber zur frühzeitigen Diagnose eines Rezidivs beitragen.

Das Nasopharynxkarzinom weist verschiedene onkologische Kennzeichen auf, die bei den übrigen Kopf-Halstumoren nicht zu beobachten sind und die immer wieder Veranlassung zur Forderung nach adjuvanten Maßnahmen, insbesondere einer adjuvanten Chemotherapie geben [8, 15, 96].

Mit 22,1% zeigen Nasopharynxkarzinome die höchste Fernmetastasierungsrate aller Malignome der Kopf- und Halsregion [41]. Skelettmetastasen werden dabei häufiger beobachtet als Lungenmetastasen [7, 66, 117]. Eine erfolglose Therapie führt bei Kopf-Halstumoren meist zu nicht beherrschbaren Lokalrezidiven [52]. Beim lymphoepithelialen Karzinom des Nasopharynx erlauben die häufige Fernmetastasierung und die zuweilen guten lokoregionalen Remissionsraten eine adjuvante Chemotherapie [2, 37, 184].

Die Behandlung des ausgedehnten Nasopharynxkarzinoms erfolgt heute allgemein durch Strahlentherapie, Chemotherapie oder eine Kombination beider Verfahren [66]. Halslymphknotenmetastasen sind, soweit möglich, operativ zu entfernen. Baker applizierte vor der Strahlentherapie ein Schema aus Adriamycin, Bleomycin, Vinblastin und Dacarbacin [8]. Huang in Taiwan kombiniert die Strahlentherapie seit 1978 mit Methotrexat [96], Million kombiniert die Strahlentherapie mit der gleichzeitigen Gabe von Vincristin, Bleomycin und Methotrexat, ohne daß bisher ausreichend große vergleichbare Daten vorliegen [141].

Patienten mit einem Nasopharynxkarzinom weisen besondere onkologische Kennzeichen auf, so daß dieser Tumor andere diagnostische und therapeutische Überlegungen erfordert als sonstige Kopf-Halstumoren. Das Überwiegen der Skelettmetastasierung bei seltenerer Lungenmetastasierung macht die Absiedlung über paravertebrale Venengeflechte wahrscheinlich. Die unterschiedlichen Ansprechraten auf eine Polychemotherapie und auch fehlende Untersuchungen mit größeren Fallzahlen rechtfertigen gegenwärtig keine adjuvante Chemotherapie außerhalb kontrollierter Studien.

Die zytostatische Monotherapie mit Ansprechraten zwischen 15% und 50% wurde von einer Polychemotherapie mit cisplatinhaltigen Zytostatika abgelöst. Die Ansprechraten verbesserten sich dann auf 50–90% [92]. Die intravenöse systemische Chemotherapie führte zu gleich guten Ergebnissen, wie die intraarterielle regionale Zytostatikaperfusion. Diese war mit höheren lokalen Nebenwirkungen belastet [209]. Die Chemotherapie dient ggf. vor lokalen Maßnahmen wie Operation oder Bestrahlung der Verkleinerung der Tumormasse.

Die mögliche Virusätiologie eines Teils der Nasopharynxkarzinome und die unbefriedigenden Therapieergebnisse waren Veranlassung, alpha- und beta-Interferon einzusetzen. Publikationen über diese Maßnahmen liegen von Treuner u. Niethammer [197] vor, wobei in der Mehrzahl der Fälle eine Reduktion der Tumormasse zu beobachten war. Erste eigene Erfahrungen an 2 Patienten bestätigen diesen Trend. Die insgesamt schlechten Überlebenschancen auch bei Patienten mit einem Nasenrachenkarzinom Typ II oder Typ III sowie eine fortgeschrittene N-Kategorie rechtfertigen aus unserer Sicht ein solches Vorgehen.

Die Fortsetzungen von Untersuchungen über den möglichen Nutzen des Interferons, adjuvant gegeben bei metastasierenden Nasopharynxkarzinomen, auch kombiniert mit einer Chemotherapie erscheint ebenfalls angezeigt.

b) Schilddrüsenkarzinome

Mehr als bei anderen Organmalignomen variieren Verlauf und Prognose der Schilddrüsenkarzinome stark. Papilläre Karzinome verhalten sich oft relativ benigne, anaplastische Karzinome sind aggressiv und hochmaligne. Daher ist eine frühzeitige Tumortypisierung erforderlich.

Klassifikation der Schilddrüsenmalignome (WHO)

Epitheliale Tumore
    folliküläres Karzinom
    papilläres Karzinom
    Pflasterzellkarzinom
    undifferenziertes anaplastisches Karzinom
    medulläres Karzinom

Nicht epitheliale Tumore
    Fibrosarkom
    andere

Mit 95% überwiegen die Schilddrüsenkarzinome. Sie kommen überwiegend im 4. und 6. Lebensjahrzehnt bei Männern und Frauen gleich oft vor [49]. Bei jüngeren Patienten handelt es sich überwiegend um papilläre Adenokarzinome, bei älteren mehr um follikuläre. 10–15% aller Schilddrüsenmalignome treten bis zum 25. Lebensjahr auf und sind dann zu 80% papilläre Karzinome. Solitäre Kropfknoten repräsentieren bei Jugendlichen 3–5mal häufiger als bei Erwachsenen ein Malignom.

Papilläre Karzinome machen insgesamt 50%, bei Jugendlichen 75% aller Schilddrüsenmalignome aus. Da sie sich häufig als Solitärknoten manifestieren und überdies den geringsten Malignitätsgrad aufweisen, läßt sich für sie noch am ehesten eine Frühdiagnose realisieren, die dann bei entsprechender Therapie bei 90% der Patienten Heilung bedeutet. Diese Tumorform betrifft 3mal häufiger Frauen als Männer und verläuft um so langsamer, je früher der Tumor sich manifestiert. Erfolgt dies erst im 5. Lebensdezenium, kann das papilläre Karzinom sich schnell infiltrierend und metastasierend ausbreiten. Eine Metastasierung erfolgt nur selten frühzeitig und dann vorwiegend lymphogen in die direkte Nachbarschaft, den Hals oder das Mediastinum. Relativ spät kommt es zu Fernmetastasen, dann am ehesten in Lunge und Skelett. Bei 13–16% der Patienten finden sich örtliche Lymphknotenmetastasen ohne tastbaren Primärtumor in der Schilddrüse.

Da einerseits nur 2% aller Schilddrüsenvergrößerungen ein Malignom repräsentieren, andererseits hier in gleicher Größenordnung okkulte Karzinome vorkommen, sind die Bemühungen um eine frühe Diagnose schwierig. Die Zytodiagnostik und die szintigraphische Untersuchung sind bei Vorliegen von Solitärknoten unerläßlich. Bei der Diagnostik gehört außerdem die Sonographie und die Beurteilung des Jodstoffwechsels heute zu den Standarduntersuchungen. Jodproteine und komplexe Jodthyreoglobuline lassen sich als sog. Tumormarker radioimmunologisch nachweisen, wobei besonders metastasierende Karzinome ca. 100mal erhöhte Spiegel gegenüber dem Normwert aufweisen. Auf diese Weise lassen sich subklinisch Rezidive oder Metastasenbildungen bei papillären und follikulären Schilddrüsenkarzinomen erkennen [141, 191]. Beim seltenen medullären Schilddrüsenkarzinom ist der Calcitoninspiegel im Serum als sicherer Tumormarker zu bezeichnen [39, 73, 206].

Frühzeitige Lymphknotenschwellungen finden sich vornehmlich ober- und unterhalb des Isthmus in der Mittellinie sowie lateral parathyreoidal, während ein weit entfernt gelegener Nodus selten thyreogen ist. Der Primärtumor kann winzig sein. In bis zu 40% aller Fälle sind Metastasen das erste Symptom eines Schilddrüsenmalignoms.

VII. Generalisierte Lymphadenopathie bei erworbenem Immundefektsyndrom (AIDS – Acquired Immunodeficiency Syndrome)

1. Allgemeines

Im Jahre 1981 wurden in den Vereinigten Staaten vermehrt opportunistische Infektionen bei jungen Männern beobachtet. Klinisch stand das Bild einer atypischen Pneumonie im Vordergrund, als Erreger wurde das Protozoon Pneumocystis carinii gefunden [74, 75].

Dieser Erreger kommt ubiquitär vor und erlangt i. allg. nur pathogenetische Bedeutung bei Patienten mit einer verminderten zellulären Immunität. Außerdem wurden vermehrt Schleimhautinfektionen mit Candida albicans, Toxoplasma gondii-Encephalitis, Zytomegalievirusinfektionen, aber auch eine ungewöhnliche Häufung von Kaposi-Sarkomen bei jüngeren Patienten beobachtet [11, 64, 97, 99, 108, 140, 186, 200, 204]. Oft bestand eine Kombination dieser Erkrankungen.

Die bedrohlichen Krankheitsverläufe und die zu dieser Zeit bereits hohe Sterblichkeit veranlaßte das Center of Disease Control der USA frühzeitig eine übergreifende epidemiologische Kontrolle einzuleiten [34, 35].

Mit 75% aller Erkrankungen stellten promiskuöse Homosexuelle oder Bisexuelle, mit 15% Drogenabhängige mit intravenöser Applikationsgewohnheit die Hauptrisikogruppen [77, 103]. Aber auch Hämophiliepatienten und Kinder erkrankter oder infizierter Mütter waren gefährdet [44].

Es zeigte sich bald, daß dieses erworbene Immundefektsyndrom neben der Disposition zu bestimmten Risikogruppen auch bezüglich des Krankheitsverlaufes und der Epidemiologie Besonderheiten bot. Die Funktionsstörungen des Immunsystems waren auf die zelluläre Immunität beschränkt, was in einer Verminderung der T-Helferzellen in Relation zu den T-Suppressorzellen zum Ausdruck kam [142, 200]. Der daraus resultierende Quotient von TH/TS-Zellen, dessen Normwert 1,4–2,0 beträgt, kann bei AIDS-Erkrankten unter 1,0, im weiteren Krankheitsverlauf bis auf Werte unter 0,01 fallen.

Regelmäßig mit AIDS assoziiert erwies sich ein erstmals 1983 beschriebenes lymphotropes Retrovirus, das als „Lymphadenopathie-assoziiertes-Virus" (LAV) und als „Humanes-T-Zell-lymphotropes Retrovirus Typ III" (HTLV-III) bezeichnet wird [140].

2. Diagnostik

Das Inkubationsstadium der Erkrankung kann Monate bis zu 4 Jahre betragen und wird gefolgt von einem Stadium der Lymphadenopathie, welches sich über 3 Jahre erstrecken kann. Die meist generalisierte Lymphadenopathie stellt also fast immer das erste Krankheitszeichen dar [201]. In diesem Stadium werden zugleich Fieber, Nachtschweiß, Gewichtsverlust, Durchfall und unklare Exantheme beobachtet. Bei vielen Patienten ist eine Splenomegalie nachweisbar.

Im peripheren Blut findet man uncharakteristische Veränderungen, zuweilen eine Hypergammaglobulinämie.

Die Immunglobuline im Serum, vor allem IgG und IgA sind leicht erhöht.

Zur Diagnosestellung sind Blutbestimmungen, Untersuchungen des Differentialblutbildes, der Thrombozytenzahl, der Blutkörperchensenkungsgeschwindigkeit, der Transaminasen, der alkalischen Phosphatase, der Serumelektrophorese und der quantitativen Immunglobulinbestimmung erforderlich.

Der Nachweis spezifischer Antikörper gegen LAV-HTLV-III ist bei Verdacht vorzunehmen. Außerdem ist die Bestimmung der zellvermittelnden Immunität durch Intracutantests mit mehreren sog. Recall-Antigenen wie Tuberkulose, Candida, Mumps vorzunehmen [103, 186].

Die Untersuchung der Lymphozytensubpopulationen im Frischblut zur Bestimmung der absoluten Zahl der T-Helfer- und T-Suppressorzellen zur Ermittlung des T-Helfer/T-Suppressor-Quotienten ist angezeigt [110].

Bei generalisierter Lymphadenopathie ist die Entnahme eines Lymphknotens zur histologischen Aufarbeitung erforderlich. Bei der pathohistologischen Analyse der Lymphknotenveränderung zeichnen sich bestimmte Reaktionsmuster ab, die eine phasenhafte Entwicklungsfolge widerspiegeln [48, 51, 59, 77, 101, 114, 164]. Im ersten Stadium während der Phase der asymptomatischen Lymphadenopathie liegt eine erhebliche follikuläre lymphatische Hyperplasie vor. Im zweiten Stadium kommt es zur follikulären Involution und diffusen polymorphen Zellinfiltration [114]. Das dritte Stadium – oft erst bei der Obduktion gefunden – zeichnet sich durch lymphozytäre Depletion und Plasmozytose aus [164].

Der Krankheitsverlauf wird durch opportunistische Infektionen bestimmt. Besonders häufig sind Pneumonien, verursacht durch Pneumocystis carinii. Daneben werden Infektionen mit folgenden Erregern oder Parasiten beobachtet, die bei AIDS-Erkrankungen typische Manifestationen aufweisen:

Erreger/Parasit	Klinische Manifestation
Candida albicans	Oesophagitis
Cryptococcus neoformans	Meningoencephalitis disseminiert
Cryptosporiden	Diarrhoen
Zytomegaloviren	Pneumonie gastrointestinale Ulcera Meningoencephalitis Retinitis
Herpes Viren	nekrotisierende mucocutane Läsionen Meningoencephalitis
Nykardien	Pneumonie
Toxoplasma gondii	Encephalitis (Hirnabszeß) Pneumonie

Neben Infektionen sind Neoplasien weitere typische Komplikationen. Die aggressive cutane Form des Kaposi-Sarkoms ist durch bläulich-rötliche plaqueartige, teils knotige Veränderungen gekennzeichnet, die bevorzugt in den Spaltlinien der Haut lokalisiert sind [11, 108, 186]. Die erst plaqueförmigen Effloreszenzen konfluieren. Sie treten frühzeitig am Gaumen und den Schleimhäuten des Gastrointestinaltraktes auf [200]. Infiltrierende oder mehr lymphoreticuläre Veränderungen befallen auch viszerale Organe, das Skelett und das lymphatische System. Isolierte Non-Hodgkin-Lymphome sind typische Tumoren beim erworbenen Immundefektsyndrom [108, 200].

Die im Verlauf der Erkrankung zunehmenden Alterationen des lymphatischen Systems lassen sich durch folgende Untersuchungsdaten objektivieren:

Lymphopenie unter 1 000/mm³
starke Verminderung oder völliges Fehlen der T-Helferzellen
Anergie gegen sog. Recall-Antigene
Anämie, Leukopenie, Thrombozytopenie
fehlende in-vitro-Stimulierbarkeit von Lymphozyten

Der Verlauf der Erkrankung ist abhängig von der Art und dem Ausmaß der Komplikationen. Die Prognose ist jedoch infaust, die Letalität beträgt im Laufe von 3 Jahren fast 100% [34, 186].

3. Therapie

Eine gezielte Therapie des erworbenen Immunmangelsyndroms (AIDS) steht bis heute nicht zur Verfügung. Virostatisch wirksame Substanzen wie Hemmer der virusspezifischen reversen Transkriptase (z. B. Phosphonoformat, Suramin, Antimoniotungstat) oder der Proteinsynthese (z. B. Ribaverin) werden erprobt. Die Therapie beschränkt sich also im wesentlichen auf die Beherrschung der opportunistischen Infektionen und/oder der Neoplasien [11, 182].

Literatur

1. Alexander P, Hamilton-Fairley G (1967) Cellular resistance to tumors. Br Med Bull 23:86
2. Appelbaum EL, Mantravadi P, Haas R (1982) Lymphoepithelioma of the nasopharynx. Laryngoscope 92:510
3. Appelbaum FR, Deisseroth AB, Graw RG, Hertig GP, Levine AS, Margrath IT (1978) Prolonged complete remission following high-dose chemotherapy of Burkitt's lymphoma in relapse. Cancer 41:1059
4. Anderson M, Klein G, Ziegler JL, Henle W (1976) Association of Epstein-Barr viral genomes with American Burkitt lymphoma. Nature 260:357
5. Anderson T, Devita VT, Simon RM, Berard CW, Canellos GP (1982) Malignant lymphoma. Prognostic factors and response to treatment of 473 patients at the National Cancer Institute. Cancer 50:2708
6. Anderson T, Chabner A, Young RC, Berard CW, Devita VT (1982) Malignant lymphoma. The histology and staging of 473 patients at the National Cancer Institute. Cancer 50:2699
7. Arnold W, Nakazima YB, Wang B, Vosteen KH, Brunner H, Göbel U (1980) Aktuelle Aspekte zur Ätiologie, Diagnostik und Therapie des Nasenrachenraumkarzinoms. HNO 28:247
8. Baker SR, Wolfe RA (1982) Prognostic factors of nasopharyngeal malignancy. Cancer 49:163
9. Bar RS, Dekor CJ, Clausen KP, Hurtubise P, Henle W, Hewetsen JF (1974) Fatal infectious mononucleosis in a family. N Engl J Med 290:363

10. Beck L (1963) Die Scalenusbiopsie. Zur Diagnostik der Boeckschen Sarkoidose und von Tumoren und Erkrankungen des lymphatischen Systems. Z Laryng Rhinol 42:407
11. Berker H, Culman H, Adler D, Cremer H, Gross R (1983) Erworbenes Immundefektsyndrom (AIDS). Dtsch Ärztebl 26:33
12. Becker A (1955) Die virusbedingten Erkrankungen im HNO-Bereich. Arch Ohr Nas Kehlk Heilk 167:106
13. Becker W (1963) Die Klinik der Lymphknotenerkrankungen des Halses. Arch Klin Exp Ohr Nas Kehlk Heilk 182:125
14. Becker W, Herberhold C (1978) Klinik der Krankheiten des zervikalen Lymphknotensystems. In: Berendes J, Link R, Zöllner F (Hrsg) Hals-Nasen-Ohren-Heilkunde in Praxis und Klinik, Bd III, 14.1. Thieme, Stuttgart
15. Becker W (1981) Die Behandlung der Halslymphknotenmetastasen. Z Laryngol 63:317
16. Berard C, O'Conor GT, Thomas LB (1969) Histopathological definition of Burkitt's tumor. Bull WHO 40:601
17. Berard C, Jaffe ES, Braglin RC, Mann RB, Nanba K (1978) Immunologic aspects and pathology of the malignant lymphomas. Cancer 42:911
18. Berard C, Greene HM, Jaffe ES, Magrath IT (1981) A multidisciplinary approach to Non-Hodgkin's lymphoma. Ann Intern Med 94:2810
19. Berger R, Bernheim A, Fellons M, Brouet JC (1979) Cytogenetic study of a European Burkitt's lymphoma cell-line. J Natl Cancer Inst 62:1187
20. Bertram B, Sesterhenn K, Mödder U (1982) Das nasopharyngeale Karzinom. HNO 30:235
21. Bonadonna G, Zucali R, Monfardini S, Del Lena M, Uslenghi C (1975) Combination chemotherapy of Hodgkin's disease with Adriamycin, Bleomycin, Vinblastine and Imidazole carboxamide versus MOPP. Cancer 36:252
22. Bonadonna G, Lattuada A, Banfi A (1976) Recent trends in the treatment of Non-Hodgkin's lymphoma. Eur J Cancer 12:661
23. Bonadonna G, Beretta G, Castellani R, Canetta P, Spinelli P (1977) Current views on surgical staging in planning the treatment of malignant lymphoma. In: Tagnon HJ, Staquet ML (eds) Recent advances in cancer treatment. Raven Press, New York, p 55
24. Bonadonna G, Santoro A, Bonfanti V, Valagussa P (1982) Cyclic delivary of MOPP and ABVD in stage IV Hodgkin's disease. Cancer Treat Rep 66:881
25. Bremer K, Brittinger P, Meusers P, Musshoff K (1980) Therapieempfehlung für Non-Hodgkin-Lymphome. Internist 21:529
26. Brittinger G, König E (1978) Komplikationen und supportive Therapie der Leukämie und malignen Non-Hodgkin-Lymphome. In: Begemann H (Hrsg) Handbuch der Inneren Medizin, Bd II. Springer, Berlin Heidelberg New York, S 6
27. Brittinger G, Musshoff K, Bremer K, Meusers P (1980) Grundlagen und allgemeine Probleme der Therapie der Non-Hodgkin-Lymphome. Internist 21:493
28. Britton S, Andersson-Aurret M, Gergely P, Henle W, Jondahl M (1978) Epstein-Barr virus and immunity and tissue distribution in a fatal case of infectious mononucleosis. N Engl J Med 298:89
29. Brunner KW, Nagel GA (1979) Internistische Krebstherapie. Springer, Berlin Heidelberg New York
30. Burkitt DP (1958) A sarcoma involving the jaws of African children. Br J Surg 46:2810
31. Carbone PP, Kaplan HS, Musshoff K, Smithers DW, Tubiana M (1971) Report of the committee on Hodgkin's disease staging classification. Cancer Res 31:1860
32. Carlens E (1959) Mediastinoscopy: A method for inspection and tissue biopsy in the superior mediastinum. Dis Chest 36:343
33. Carlens E, Jepsen O (1968) Mediastinoscopy. Otolaryngol Clin North Am 1:171
34. Centers of Disease Control (1982) Epidemiologic aspects of the current outbreak of Kaposi's sarcoma and opportunistic infections. N Engl J Med 306:248
35. Centers of Disease Control (1982) Persistent, generalized lymphadenopathy among homosexual men. Morbidity Mortality Weekly Rep 31:249
36. Chabner BA, Johnson RE, Young SK, Devita VT (1978) Sequential nonsurgical and surgical staging of Non-Hodgkin's lymphoma. Cancer 42:922
37. Chan SH, Day NE, Khor TH, Kunavatnam N, Chia KB (1981) HLA-markers in the development and prognosis of NPC in chinese. Cancer Campaign 5:205

38. Chang MY, Campbell WG (1975) Fatal infectious mononucleosis. Arch Pathol 99:185
39. Chong GC, Beahrs OH, Sizemore GW, Woolner LH (1975) Medullary carcinoma of the thyroid gland. Cancer 35:695
40. Ciobanu N, Andreeff M, Safai B, Koziner B, Mertelsmann M (1983) Lymphoblastic neoplasia in a homosexual man with Karposi's sarcoma. Ann Intern Med 98:151
41. Coker DD, Casterline PF, Chambers RG, Jaques DAA (1977) Metastases to lymphnodes of the head and neck from an unknown primary site. Am J Surg 134:517
42. Cossman J, Berard CW (1980) Histopathology of childhood Non-Hodgkin's lymphomas. In: Graham-Pole J (ed) Non-Hodgkin's lymphomas in children. Masson, New York
43. Crile G (1966) Excision of cancer of the head and neck. J Am Med 47:1780
44. Curran JW, Lawrence DN, Jaffe HP, Kaplan JE (1984) Acquired immunodeficiency syndrom (AIDS) associated with transfusions. N Engl J Med 310:69
45. Devita VT, Serpick A, Carbone PP (1970) Combination chemotherapy in the treatment of advanced Hodgkin's disease. Ann Intern Med 73:881
46. Devita VT, Simon RM, Hubbard SM, Young RC, Berard CW, Moxley JH, Frei E, Carbone PP (1980) Curability of advanced Hodgkin's disease with chemotherapy. Ann Intern Med 92:587
47. Devita VT, Hellman S, Rosenberg SA (1982) Cancer – Principles and practice of oncology. Lippincott, Philadelphia Toronto
48. Diebold J (1984) Acquired immunodeficiency and related syndroms. Pathol Res Pract 179:124
49. Doerr W (1974) Organpathologie, Bd I. Thieme, Stuttgart
50. Dold U, Sack H (1980) Praktische Tumortherapie. Die Behandlung maligner Organtumoren und Systemerkrankungen. Thieme, Stuttgart
51. Domingo J, Chin NW (1983) Lymphadenopathy in a heterogeneous population at risk for the acquired immunodeficiency syndroms (AIDS). Am J Clin Pathol 80:649
52. Draf W, Genschow B (1973) Halslymphknotenmetastasen und okkulter Primärtumor. Arch Klin Exp Ohr-Nas-Kehlk-Heilk 205:301
53. Engzell U, Jakobson PA, Sigurdson A, Zajicek J (1971) Aspiration biopsy of metastatic carcinoma in lymph-nodes of the neck. Acta Otolaryngol (Stockh) 72:138
54. Epstein MA, Achong BG (1979) Discovery and general biology of the virus. The Epstein-Barr virus. Springer, Berlin Heidelberg New York
55. Essers U (1980) Chemotherapie metastasierter solider Tumoren und Hämoblastosen. Enke, Stuttgart
56. Ey W (1963) Zur Häufigkeit, Ätiologie und Histologie sowie zur alters- und geschlechtsmäßigen Verteilung von Halslymphknotentumoren. Arch Ohr-Nas-Kehlk-Heilk 182:363
57. Fahey JL, Detels R, Gottlieb M (1982) Immun-cell augmentation in common in healthy homosexual men. N Engl J Med 308:842
58. Feller AC, Lennert K, Stein H, Bruhn HD, Wuthe HH (1983) Immuno-histology and aetiology of histiocytic necrotizing lymphadenitis. Histopathology 7:825
59. Fernandez R, Mouradian J, Metroka C, Davis J (1983) The prognostic value of the histopathology in persistent generalized lymphadenopathy in homosexual men. N Engl J Med 309:185
60. Fierstein JT, Thawley SE (1978) Lymphoma of head and neck. Laryngoscope 88:582
61. Fisch U (1966) Lymphographische Untersuchungen über das cervikale Lymphsystem. Karger, Basel
62. Fischer R, Schaefer HE, Budde R (1982) Die Alterung des lymphatischen Systems. In: Böhnel J, Heinz R, Stacher A (Hrsg) Hämatologie im Alter. Urban & Schwarzenberg, Wien München Baltimore
63. Földi M (1971) Erkrankungen des Lymphsystems. Wittstrock, Baden-Baden
64. Friedman-Kien AE, Laubenstein LJ, Rubinstein P, Buimovici-Klein E, Marmor M (1982) Disseminated Karposi's sarcoma in homosexual men. Ann Intern Med 96:693
65. Frizzera G, Rosai J, Dehner LP, Spector BO, Kersey JH (1980) Lymphoreticular disorders in primary immundeficiencies. Cancer 46:692
66. Frommhold W, Gerhardt P (1981) Erkrankungen des Lymphsystems. Thieme, Stuttgart New York
67. Garwicz S, Landberg T, Akerman M (1974) Malignant lymphomas in children. Acta Paediat Scand 63:679
68. Gassmann W, Pralle H, Löffler H (1981) Therapieergebnisse des Morbus Hodgkin in den Stadien I und II. Klin Wochenschr 59:469

69. Glatstein E, Kim H, Donaldson S (1974) Non-Hodgkin's lymphomas. Cancer 34:204
70. Glatstein E, Donaldson S, Rosenberg SA, Kaplan HS (1977) Combined modality therapy in malignant lymphomas. Cancer Treatment Rep 61:1199
71. Goetz O (1980) Mononukleosis infektiosa. In: Bachmann KD, Ewerbeck H, Joppich G (Hrsg) Pädiatrie in Praxis und Klinik, Bd II, 12.68. Thieme, Stuttgart New York
72. Goldfarb PM, Herdy MA (1975) The immunologic response of regional lymphocytes in experimental cancer. Cancer 35:778
73. Goltzman D, Pott JT, Ridgway EC, Maloof F (1974) Calcitonin as a tumormarker. N Engl J Med 290:1035
74. Gottlieb MS, Schroff R, Schanker HM, Weissman JD (1982) Pneumocystis carinii pneumonia and mucosal candidiasis in previously healthy homosexual men. N Engl J Med 305:1425
75. Gottlieb MS, Groopman JE, Weinstein WM, Fahey JL, Detels R (1983) The acquired immunodeficiency syndrom. Ann Intern Med 99:208
76. Gsell HO (1970) Mononucleosis infectiosa. Klin Gegenw 5:591
77. Guarda LA, Butler JJ, Mansell P, Hersh EM, Reuben J, Newell GR (1983) Lymphadenopathy in homosexual men. Am J Clin Path 79:559
78. Haagensen CD, Feind CR, Herter FP, Kanetz CA, Weinberg JA (1972) The lymphatics in cancer. Saunders, Philadelphia
79. Hansen D, Werner H (1971) Karzinommetastasen von Halslymphknoten bei unbekannt gebliebenem Primärtumor. HNO 19:51
80. Heggie AD, Robbins FC (1969) Natural rubella acquired after birth. Am J Dis Child 118:12
81. Hehlmann R, Walther B, Zöllner N, Wolf H, Deinhard F, Schmid M (1981) Fatal lymphoproliferation and acute monocytic leukemia like disease following infectious mononucleosis. Klin Wochenschr 59:477
82. Hellner H (1963) Die Biopsie: Notwendigkeit, Fehler, Grenzen. Chirurg 34:385
83. Hendrich JW (1967) Occult cancer with cervical lymph node metastasis. In: Conley J (ed) Cancer of the head and neck. Butterworth, Washington
84. Henle W, Henle G (1973) Epstein-Barr virus-related serology in Hodgkin's disease. Nat Cancer Inst 36:79
85. Henle W, Ho HG, Henle G, Kwan H (1973) Antibodies to Epstein-Barr virus-related antigen in nasopharyngeal carcinomas. J Natl Cancer Inst 51:381
86. Henle G, Henle W (1976) Epstein-Barr virus specific IgA-serumantibodies as an outstanding feature of nasopharyngeal carcinoma. Int J Cancer 17:1
87. Herberhold C (1968) Über die Biopsie der Scalenuslymphknoten nach Daniels. Med Welt 19:315
88. Herberman RD, Ortaldo JR (1981) Natural killer cells: Their role in defenses against disease. Science 214:24
89. Ho HC (1967) Nasopharyngeal carcinoma in Hongkong. Munksgaard, Copenhagen
90. Ho HC (1976) Epstein-Barr virus and specific IgA and the IgG-serumantibodies in nasopharyngeal carcinoma. Br J Cancer 34:655
91. Ho HC (1978) An epidemiologic and clinical study of nasopharyngeal carcinoma. Int J Radiat Oncol Biol Phys 4:181
92. Ho HC (1978) Stage classification of nasopharyngeal carcinoma. In: De-Thé G, Ito Y (eds) Nasopharyngeal carcinoma. Int Agency for Research on Cancer, Lyon 33
93. Hoppe RT, Rosenberg SA, Kaplan HS, Cox RS (1980) Prognostic factors in pathological stage III Hodgkin's disease. Cancer 46:1240
94. Hoppe RT, Coleman CN, Cox RS, Rosenberg SA, Kaplan HS (1982) The management of stage I–II Hodgkin's disease with irradiation alone of combined modality therapy: The Standford experience. Blood 59:455
95. Horstmann DM (1971) Rubella: The challenge of its control. J Infect Dis 123:640
96. Huang AT, Lucas VS, Baughn SG, Cole TB (1980) A trial of outpatient chemotherapy for recurrent head and neck tumors. Cancer 45:2038
97. Hymes KB, Cheuring T, Greene JB, Prose NS (1981) Kaposi's sarcoma in homosexual men. Lancet II:598
98. Imamura M, Keno H, Matsuura A, Kamiya H, Suzuki T, Kikuchi H, Onoe T (1982) An ultrastructural study of subacute necrotizing lymphadenitis. Am J Pathol 107:2290
99. Jensen OM, Mouridsen HT, Petersen NS (1982) Kaposi's sarcoma in homosexual men. Lancet I:1027

100. Jesse H, Fletcher GH (1977) Treatment of the neck in patients with squamous cell carcinoma of the head and neck. cancer 39:868
101. Joachim HL, Lerner CW, Tapper ML (1983) The lymphoid lesions associated with the acquired immunodeficiency syndrom. Am J Surg Path 7:543
102. Jones-Williams W (1982) Aetiology of sarcoidosis. Pathol Res Pract 175:1
103. Kalden JR, Burmester JR, Manger B, Coester CH, Bienzle U (1983) Immunologische Befunde bei homosexuellen Männern mit generalisierter Lymphadenopathie. Klin Wochenschr 61:1067
104. Kaplan HS (1981) Hodgkin's disease: Biology, treatment, prognosis. Blood 57:813
105. Kaplan HS (1972) Therapy of Hodgkin's disease. Cambridge, Mass
106. Kikuchi M, Uryu Y (1976) Phagocytic necrotizing lymphadenitis. Med Bull Fukuoka Univ 3:321
107. Kikuchi M, Yoshizumi T, Nakamura H (1977) Necrotizing lymphadenitis: possible acute toxoplasmic infection. Virchows Arch [A] 376:247
108. Klepp O, Dahl O, Stenwig JT (1978) Association of Kaposi's sarcoma and prior immunosuppressive therapy. Cancer 42:2626
109. Knospe WH, Loeb V, Huguley CH (1975) Biweekly chlorambucil treatment of chronic lymphocytic leukemia. Cancer 33:558
110. Kornfeld II, van de Stouwe RA, Lange M, Reddy MM, Grieco MI (1982) T-lymphocytes subpopulations in homosexual men. N Engl J Med 307:729
111. Krigel RL, Laubenstein LJ, Muggia FM (1983) Kaposi sarcoma: in new staging and classification. Cancer Treat Rep 67:531
112. Kubik S (1973) Anatomie des Lymphsystems. Radiol Clin 42:243
113. Krüger G, Fischer R (1980) Das maligne Non-Hodgkin-Lymphom: Übersicht der z. Z. gebräuchlichen oder in der Diskussion befindlichen Klassifikationsschemata. Internist 21:483
114. Krüger G, Papadakis T, Michel R (1984) Spezielle, pathologisch-anatomische Aspekte des AIDS. Z Hautkr 59:507
115. Leckie WJH, McCormack RJM, Walbaum PR (1963) The case against routine scalene node biopsy in bronchial carcinoma. Lancet I:853
116. Lee YTN, Spratt JS (1974) Malignant lymphoma. Grune & Stratton, New York London
117. Leipzig B, Winter ML (1981) Cervical nodal metastases of unknown origin. Laryngoscope 91:593
118. Lennert K (1964) Pathologie der Halslymphknoten. Springer, Berlin Heidelberg New York
119. Lennert K, Stein H, Kaiserling E (1975) Cytological and functional criteria for the classification of malignant lymphomata. Br J Cancer [Suppl 2] 31:29
120. Lennert K, Müller-Hermlink HK (1975) Lymphozyten und ihre Funktionsformen. Verh Anat Ges 69:19
121. Lennert K, Mohri N (1978) Histopathology and diagnosis of Non-Hodgkin's lymphoma. Springer, Berlin Heidelberg New York
122. Lennert K (1981) Histopathologie der Non-Hodgkin-Lymphome. Springer, Berlin Heidelberg New York
123. Lennert K, Schwere CW, Krüger G (1981) Lymphknotenveränderungen durch Virusinfektionen. In: Dhom G (Hrsg) Verhandlungen der Deutschen Gesellschaft für Pathologie. 65. Tagung. Fischer, Stuttgart New York
124. Levine PH, Kamaraja LS, Conelly RR, Berard CW, Dorfman RF, Magrath IT, Easton JM (1982) The American Burkitt's lymphoma registry: Eight years experience. Cancer 49:1016
125. Lindahl T, Klein G, Reedman BN, Johansson B, Singh S (1974) Relationship between Epstein-Barr virus (EBV)-DNA and the EBN-determined nuclear antigen (EBNA) in Burkitt's lymphoma biopsies and other lymphoproliferative malignancies. Int J Cancer 13:764
126. Lindbergh RD (1972) Distribution of cervical lymph nodes metastasis from squamous cell carcinoma of the upper respiratory and digestive tracts. Cancer 29:1446
127. Llewelyn DM, Dorman D (1971) Mycobacterial lymphadenitis. Aust Paediat J 7:97
128. Lorentz FW (1965) Zur Ätiologie und Diagnostik der akuten Lymphadenitis colli ohne erkennbare Spezifität im Kindes- und Jugendalter. Z Laryngol Rhinol 44:234
129. Lukes RJ, Craver LF, Hall TC, Rappaport H, Rubin P (1966) Report of the nomenclature committee. Cancer Res 26:1311
130. Lukes RJ, Collins RD (1974) Malignant lymphoma: A functional approach to the classification of malignant lymphoma. In: Musshoff K (ed) Recent results in cancer research. Springer, Berlin Heidelberg New York

131. Lukes RJ, Collins RD (1975) New approaches to the classification of the lymphomata. Br J Cancer [Suppl 2] 31
132. Luthardt T (1980) Infektiöse Mononukleose. In: Ewerbeck H (Hrsg) Infektionskrankheiten, Bd 45. Springer, Berlin Heidelberg New York
133. Maassen W (1968) Mediastinale Endoskopie und Biopsie. Chir Praxis 12:347
134. Magrath IT (1974) Immunosuppression in Burkitt's lymphoma. Int J Cancer 13:839
135. Magrath IT (1974) Burkitt's lymphoma. Eur J Cancer 10:83
136. Magrath IT, Freemann CB, Pizzo P, Gadek J, Jaffe E, Santaella M, Hammer C (1980) Characterization of lymphoma-derived cell lines. J Natl Cancer Inst 64:477
137. Magrath IT (1982) Malignant lymphomas. In: Levine AS (ed) Cancer in the young. Masson, New York
138. Magrath IT, Benjamin D, Papadopoulos N (1983) Serum monoclonal immunglobuline bands in undifferentiated lymphomas of Burkitt's and Non-Burkitt's types. Blood 61:726
139. Mann WJ (1984) Ultraschall im Kopf- und Halsbereich. Springer, Berlin Heidelberg New York Tokyo
140. Metroka CE, Cunningham-Rundles S, Sonnabend JA, Fernandez RD, Mouradian J (1984) Generalized lymphadenopathy in homosexual men. In: Molander DW (ed) Diseases of the lymphatic system. Springer, Berlin Heidelberg New York Tokyo
141. Million RR, Cassisi NCJ (1984) Management of head and neck cancer. Lippincott, Philadelphia
142. Modlin RL, Hofman FM, Meyer PR, Vaccaro SA, Ammann AJ (1983) Altered distribution of B- and T-lymphocytes in lymphnodes from homosexual men with Kaposi's sarcoma. Lancet II:768
143. Molander DW (1985) Diseases of the lymphatic system. Springer, Berlin Heidelberg New York Tokyo
144. Müller-Hermlink HK, Gaudecker B (1980) Ontogenese des lymphatischen Systems beim Menschen. Verh Anat Ges 74:235
145. Musshoff K, Oehlert W, Hamann W, Nuss A (1969) Klinik, Pathologie und Therapie von Patienten mit geheiltem Morbus Hodgkin. Klin Wochenschr 47:1175
146. Musshoff K (1980) Strahlentherapie der Non-Hodgkin-Lymphome. Internist 21:502
147. Nkrumah FK, Perkins IV, Biggar RJ (1977) Combination therapy in abdominal Burkitt's lymphoma. Cancer 40:1410
148. Old LJ, Boysen EA, Oettgen HF, De Harren E, Geering G (1966) Precipitation antibody in human serus to an antigen present in cultured Burkitt's lymphoma cells. Proc Natl Acad Sci USA 56:1699
149. Pallesen G, Hastrup J, Thestrup-Pederson K, Madsen M (1982) Histologic and immunopathologic studies in a case of chronic EBV infection terminating in a Burkitt-like-lymphoma. Scand J Haematol 25:347
150. Pallesen G, Andersen H, Jensen MK, Philipp P, Hansen NE, Badsberg E (1979) Burkitt's lymphoma. Ugeskr Laeger 141:1827
151. Penn J (1981) Depressed immunity and development of cancer. Clin Exp Immunol 46:459
152. Penman HG (1970) Fatal infectious mononucleosis. J Clin Pathol 23:765
153. Philip T, Lenoir GM, Brunat-Meutigny (1980) Individualization pathogenetique du lymphome de Burkitt en France. Pediatrie 35:695
154. Philip T, Bryon PA, Philippe N, Souillet G (1980) Individualization anatomo-clinique du lymphome de Burkitt en France. Pediatrie 35:677
155. Pileri S, Kikuchi M, Helbron D, Lennert K (1982) Histiocytic necrotizing lymphadenitis without granulocytic infiltration. Virchows Arch 395:257
156. Poirier P, Cuneo B (1902) Etude speciale des lymphatiques des différentes partie du corps. In: Porier-Charpy P (ed) Traité d'anatomie humaine, Fasc 4. Paris
157. Portlock CS, Rosenberg SA, Glatstein E, Kaplan HS (1978) Impact of salvage treatment on initial relapse in patients with Hodgkin's disease. Blood 51:825
158. Portlock CS (1983) "Good-risk" Non-Hodgkin's lymphomas approaches to management. Semin Hematol 20:25
159. Purtilo DF (1976) Pathogenesis and phenotypes of an X-linked recessive lymphoproliferative syndrom. Lancet II:882
160. Purtilo DF (1980) Immunopathology of infectious mononucleosis and other complications of EBV-infections. Pathol Annu 15:1

161. Purtilo DF (1981) Epstein-Barr virus-induced oncogenesis in immune-deficient individuals. Lancet II:300
162. Purtilo DF, Sakamoto K, Saemundson A (1981) Documentation of Epstein-Barr virus infection in immunodeficient patients with life threatening lymphoproliferative diseases by clinical, virological and immunopathological studies. Cancer Res 41:4226
163. Rappaport H, Berard CW, Butler JJ, Dorfman RF, Lukes RJ, Thomas LB (1971) Report of the committee on histopathological criteria contributing to staging of Hodgkin's disease. Cancer Res 31:1864
164. Reichert CM, O'Leary TJ, Lerens DL, Simrell CR, Macher AM (1983) Autopsy pathology in the acquired immundeficiency syndrom. Am J Pathol 112:357
165. Ritz J, Nadler LM, Bahn AK, Notis-Mc Conarty J, Pesando JM, Schlossman SF (1981) Expression of common acute lymphoblastic leukemia antigen by lymphomas of B-cell and T-cell lineage. Blood 58:648
166. Robinson JE, Smith D, Niederman J (1981) Plasmocytic differentiation of circulating EBV-infected B-lymphocytes during acute infectious mononucleosis. J Exp Med 153:235
167. Rosenberg SA, Kaplan HS, Glatstein EJ, Portlock CS (1978) Combined modality therapy of Hodgkin's disease. A report on the Standford trials. Cancer 42:991
168. Rosenberg SA, Kaplan HS, Hoppe RT, Kushlan P, Horning S (1981) Overview of the rationale and results of Standford randomized trials of the treatment of Hodgkin's disease 1967–1980. In: Jones SE, Salmon SD (eds) Adjuvant therapy of cancer. Grune & Stratton, New York
169. Rouvière H (1932) Anatomie des lymphatiques de l'homme. Masson, Paris
170. Rouvière H (1938) Anatomy of the human lymphatic system. Tobias, Ann Arbor
171. Ruskin J, Remington JS (1976) Toxoplasmosis in the compromised host. Ann Intern Med 84:193
172. Rusznyak I, Földi M, Szabo G (1969) Lymphologie: Physiologie und Pathologie der Lymphgefäße und des Lymphkreislaufes. Fischer, Stuttgart
173. Santoro A, Bonadonna G, Bonfanti V, Valagussa P (1982) Alternating drug combinations in the treatment of advanced Hodgkin's disease. N Engl J Med 36:777
174. Sauer H, Wilmans W (1985) Internistische Therapie maligner Erkrankungen. Urban & Schwarzenberg, München Wien Baltimore
175. Schaadt M, Plaumann L, Diehl V (1984) Diagnostik der Non-Hodgkin-Lymphome. Dtsch Med Wochenschr 109:221
176. Schaadt M, Plaumann L, Diehl V (1984) Therapie der Non-Hodgkin-Lymphome. Dtsch Med Wochenschr 109:261
177. Schick P (1975) Lymphozytenkinetik bei lymphatischen Systemerkrankungen. In: Theml H, Begemann H (Hrsg) Lymphozyt und klinische Immunologie. Springer, Berlin Heidelberg New York
178. Schnetzer J (1966) Die Mediastinoskopie. Wien Med Wochenschr 116:358
179. Schomberg PJ, Evans RG, O'Connell MJ, White WL, Banks PM (1984) Prognostic significants of mediastinal mass in adult Hodgkin's disease. Cancer 53:324
180. Schuller DE, Krause CJ (1978) Spinal accessory lymphnodes. Laryngoscope 88:439
181. Shumrick DA (1965) A lump in the neck. Gen Pract 31:110
182. Siegal FR, Lopez C, Hammer CS, Brown AE, Kornfeld SJ, Gold J (1981) Severe acquired immunodeficiency in male homosexual. N Engl J Med 305:1439
183. Sheel RT (1982) Manual of cancer chemotherapy. Little Brown & Co, Boston
184. Slanina J, Wannenmacher M, Mittermayer C, Allgeier G (1979) Zur Prognose der Epipharynxtumoren. Strahlentherapie 155:529
185. Sohn CC, Schroff RW, Kliewer KE, Lebel DM, Fligiel S (1983) Disseminated mycobacterium avium-intracellulare infection in homosexual men with acquired cell-mediated immunodeficiency. Am J Clin Pathol 79:247
186. Spector BD, Perry GS, Kersey JH (1978) Genetically determined immunodeficiency diseases and malignancy. Cancer Reg Clin Immunol 11:12
187. Stein H (1978) The immunologic and immunochemical bases for the Kiel classification. In: Lennert K, Mohri N, Stein H, Kaiserling E, Müller-Hermelink HK (eds) Malignant lymphomas other than Hodgkin's disease. Springer, Berlin Heidelberg New York, p 529
188. Stobbe H, Petrow Z (1972) Grundsätze der Zytodiagnostik des Lymphknotens. Dtsch Gesundh-Wes 27:438

189. Sträuli P (1970) The barrier function of lymph nodes. In: Saegesser F (ed) Surgical oncology. Huber, Bern
190. Sträuli P, Haemmerle G, Lindemann R (1973) Role of regional lymph nodes in spread of cancer. In: Garrattini S (ed) Chemotherapy of cancer dissemination and metastasis. Raven, New York
191. Suen JY, Myers EN (1981) Cancer of the head and neck. Churchill Livingstone, New York Edinburgh London Melbourne
192. Targan S, Dorey F (1980) Interferon activation "prespontaneous killer" cells and alteration in kinetics of lysis of both "pre-SK" and active SK-cells. J Immunol 124:2157
193. Thalhammer O (1981) Toxoplasmose. Dtsch Med Wochenschr 106:1051
194. Theml H (1977) Die chronische lymphatische Leukämie. In: Begemann H (Hrsg) Handbuch der Inneren Medizin. Springer, Berlin Heidelberg New York
195. Thorley-Lawson DA (1980) The suppression of EBV-infection in vitro occurs after infection. J Immunol 124:745
196. Torti FM, Portlock CS, Rosenberg SA, Kaplan HS (1981) Extralymphatic Hodgkin's disease. Prognosis and response to therapy. Am J Med 70:487
197. Treuner J, Niethammer D, Dannecker G, Jobke A, Aldenhoff P (1981) Treatment of nasopharyngeal carcinoma in children with fibroblast interferon. In: Grundmann E, Krueger GRF, Ablashi DV (eds) Nasopharyngeal carcinoma. Fischer, Stuttgart New York
198. Turner RR, Dorfman RF (1983) Necrotizing lymphadenitis. Am J Surg Pathol 7:115
199. Uhlenbruck G, Wintzer G (1981) Carcinoembryonales Antigen und andere Tumormarker. Tumordiagnostik, Leonberg
200. Urmacher C, Myskowski P, Ochoa M, Kris M, Safai B (1982) Outbreak of Kaposi's sarcoma with cytomegalovirus infection in young homosexual men. Am J Med 72:569
201. Vogt M, Bettex JD, Lüthy R (1983) Erworbenes Immundefektsyndrom (AIDS). Dtsch Med Wochenschr 108:1927
202. Volbendring P, Conant MA, Stricker RB, Lewis BJ (1983) Chemotherapy in advanced Kaposi sarcoma. Am J Med 74:652
203. Wakasa H, Takahashi H, Kimura N (1978) Necrotizing lymphadenitis. Rec Adr RES 18:85
204. Waterson AP (1983) Regular views: acquired immundeficiency syndrom. Brit Med J 286:743
205. Wedelin C, Björkholm M, Biberfeld P, Holm G, Johansson B (1984) Prognostic factors in Hodgkin's diseases with special reference to age. Cancer 53:1202
206. Wells SA, Baylin SB, Linehan WM, Farrell RE, Cox EB, Cooper CW (1978) Provocative agents and the diagnosis of medullary carcinoma of the thyroid gland. Ann Surg 188:139
207. Wolinski E (1979) Nontuberculous mycobacterium and associated diseases. Ann Rev Resp Dis 119:107
208. Zeng Y, Liu YX, Liu CR, Chen SW, Wei NJ, Zhu JS (1980) Application of immunoenzymatic method and immunoautoradiographic method for the mass survey of nasopharyngeal carcinoma. Intervirology 13:162
209. Zeng Y, Zhang LG, Lee HY, Jan MG, Zhang Q, Wu YC, Wang YS (1982) Serological mass survey for early detection of nasopharyngeal carcinoma in Wuzhou City, China. Int J Cancer 29:139
210. Ziegler JL, Magrath IT, Olweny CCM (1979) Cure of Burkitt's lymphoma. Lancet II:936
211. Ziegler JL (1981) Burkitt's lymphoma. N Engl J Med 305:735
212. Zur Hausen G, Schulte-Holthausen H, Klein G, Henle G, Henle W (1970) EBV-DNA in biopsies of Burkitt's tumors and anaplastic carcinoma of the nasopharynx. Nature 228:1056

J. Krmpotić-Nemanić
W. Draf,
J. Helms

Chirurgische Anatomie des Kopf-Hals-Bereiches

Geleitwort von H.-J. Denecke

1984. 233 großenteils mehrfarbige Abbildungen. Etwa 360 Seiten.
Gebunden DM 360,–
ISBN 3-540-13151-5

Inhaltsübersicht: Oberer Hals und Thorax. – Kehlkopf und Schilddrüse. – Gesicht. – Mundhöhle und Oropharynx. – Nase. – Nasennebenhöhlen und retromaxillärer Raum. – Orbita. – Ohr. – Mittlere und hintere Schädelgrube. – Knöcherner Schädel und Schädelinhalt (Übersicht). – Topographie und Variationen des extra- und intrakraniellen Gefäßsystems. – Paraganglien. – Operationenverzeichnis. – Sachverzeichnis.

Mit diesem Atlas wird eine Lücke in den chirurgisch-anatomischen Darstellungen des Kopf-Hals-Bereiches geschlossen. In Zusammenarbeit zwischen Anatomin und Operateuren wurden neuartige Darstellungswege entwickelt, um entsprechend den Anforderungen der modernen Kopf-Hals-Chirurgie die besonderen anatomischen Gegebenheiten für den Operateur zu erschließen.

Die Anatomie des Operationsgebietes bei Eingriffen an Kopf und Hals wird aus der Sicht des Operateurs dargestellt. Bei vielen Abbildungen wurden deshalb die über dem Operationsfeld liegenden und zu entfernenden Gebilde durchsichtig dargestellt und tiefer liegende Strukturen hervorgehoben. In anderen Abbildungen wurden die tiefliegenden Konturen strichförmig in die Oberfläche des Operationsfeldes projiziert. Der Text enthält alle wichtigen topographischen Hinweise. Ein Verzeichnis der verschiedenen Operationen mit Hinweisen auf die jeweils relevanten anatomischen Darstellungen erleichtert die Orientierung.

Hals-Nasen-Ohren-, Kiefer-, Gesichts- und Neurochirurgen bietet dieser Atlas rasche, übersichtliche und zuverlässige Information für ihre tägliche Arbeit in einem Gebiet mit besonderen topographisch-anatomischen Schwierigkeiten.

Springer-Verlag
Berlin Heidelberg
New York Tokyo

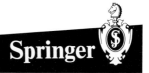

R. H. Brandt

Endoskopie der Luft- und Speisewege

Diagnostische und therapeutische Arbeitsmethoden
Anwendung – Ergebnisse

1985. 342 zum Teil farbige Abbildungen.
436 Seiten.
Gebunden DM 236,–
ISBN 3-540-15515-5
Vertriebsrechte für alle sozialistischen Länder:
J. A. Barth Verlag, Leipzig

Inhaltsübersicht: Geschichtliche Entwicklung der Endoskopie. – Moderne Endoskopie der Luft- und Speisewege: Allgemeiner Teil. – Moderne Endoskopie der Luft- und Speisewege: Spezieller Teil. – Prognostische Aspekte für endoskopische Arbeitsmethoden. – Literaturverzeichnis. – Sachwörterverzeichnis.

Dieses Werk bietet eine umfassende Einführung in die Endoskopie der Luft- und Speisewege. Einleitend werden die verschiedenen Gerätesysteme, die Anästhesieprobleme einschließlich künstlicher Beatmung, Befunddokumentation etc. abgehandelt. Der spezielle Teil behandelt organbezogene Indikation und Durchführung bewährter endoskopischer Eingriffe im Bereich von Nase, Nasennebenhöhlen, Rachen, Kehlkopf, Trachea und Speiseröhre. Ausgewählte Krankheitsbilder und Standardeingriffe, Kapitel über Notfallendoskopien, Langzeitintubation und Tracheotomie sowie über Endoskopiezwischenfälle beschließen den klinischen Teil. Für den Leser wichtige technische Tricks und Tips, hevorragende mehrfarbige Abbildungen, Schemata und Strichzeichnungen ergänzen den Text. Das Buch ermöglicht dem HNO-Arzt eine gründliche Einarbeitung in alle inzwischen routinemäßig durchgeführten endoskopischen Eingriffe in diesem Fachbereich. Aufgrund seines fachübergreifenden, synoptischen Charakters ist das Buch zugleich eine wertvolle Orientierungshilfe für endoskopierende Internisten, Chirurgen, Anästhesisten, Pulmologen und Pädiater.

Springer-Verlag Berlin Heidelberg New York Tokyo

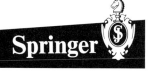

W. J. Mann

Ultraschall im Kopf-Hals-Bereich

Mit Beiträgen von T. Frank, W. v. Kalckreuth,
J. Pirschel, R.-P. Pohl, G.-M. v. Reutern, H. Schmidt

1984. 142 Abbildungen. XIII, 120 Seiten
Gebunden DM 98,–. ISBN 3-540-12658-9

Die Ultraschalldiagnostik hat sich heute in der klinischen Routine durchgesetzt und konnte dabei andere invasive oder strahlenbelastende bildgebende Verfahren ablösen. Im Kopf-Hals-Bereich hat die Ultraschalldiagnostik der Nasennebenhöhlen zu einer Verbesserung der Befunderhebung, Reduzierung überflüssiger Röntgenaufnahmen und Verringerung invasiver diagnostischer Maßnahmen geführt.

Dies ist das erste Buch, das sich mit der breiten Anwendung der Ultraschalldiagnostik im Kopf-Hals-Bereich insbesondere der Nasennebenhöhlen beschäftigt. Anwendungsbereich und Untersuchungstechnik werden beschrieben. Die verschiedenen Krankheitsbilder werden anhand zahlreicher Ultrasonogramme und Skizzen anschaulich dargestellt.

Das Buch macht den Anfänger mit der Methode vertraut. Dem erfahrenen Ultraschalldiagnostiker bietet es die Möglichkeit, anhand des reichhaltigen Bildmaterials seine eigenen Befunde zu überprüfen.

Springer-Verlag
Berlin Heidelberg
New York Tokyo

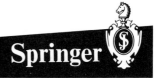

HNO Praxis Heute

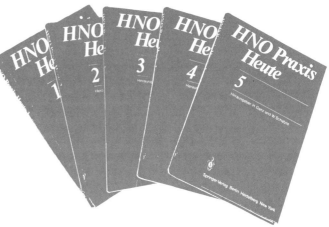

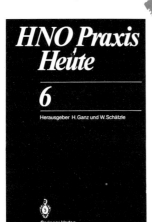

HNO Praxis Heute Band 6

Herausgeber: **H. Ganz**, Marburg;
W. Schätzle, Homburg/Saar
1986. 58 Abbildungen, 19 Tabellen.
Etwa 200 Seiten
Gebunden DM 60,–
**Subskriptionspreis gültig bei Abnahme
der Reihe**
Gebunden DM 48,–
ISBN 3-540-16369-7

Springer-Verlag
Berlin Heidelberg
New York Tokyo

**Die jährlich erscheinende Reihe bietet eine praxisbezogene Fort-
und Weiterbildung speziell für den niedergelassenen HNO-Arzt und
den Klinikassistenten.**

**Die Themen werden so gewählt, daß in regelmäßigem Turnus alle
für die HNO-Praxis wichtigen Bereiche je nach Aktualität abgehandelt werden.**

**Mit dieser Reihe kann sich der HNO-Arzt eine ständig aktuelle
Bibliothek der praktischen Hals-Nasen-Ohren-Heilkunde aufbauen,
in der er Antwort auf die ihn interessierenden Fragen findet.**

Dieser Band setzt die Reihe der praxisbezogenen Informationen fort, die besonders dem niedergelassenen HNO-Arzt und dem Klinikassistenten modernes Fach-
wissen und das notwendige „know how" vermitteln.
Zunächst werden aus der Otologie die Themen Vestibularisdiagnostik in der
Praxis und der zervikale Schwindel besprochen.
Aus dem Bereich von Mundhöhle und Mundrachen werden die Beiträge Globus-
gefühl und unklare Schluckbeschwerden sowie die Tonsillektomie aus immunologischer Sicht abgehandelt. Der Bereich Kehlkopf kommt mit dem Thema Klinik
und Therapie der Stimmlippenknötchen zur Sprache.
Die Nahrungsmittel-Allergien im HNO-Bereich haben eine große aktuelle Bedeu-
tung, ebenso die Computertomographie in der HNO-Heilkunde. Der Beitrag
„Diagnose – Kein Tumor, Harmlose Erkrankungen mit primären Tumoraspekt"
spricht ganz besonders den niedergelassenen HNO-Arzt an.
Schließlich ist ein eigenes Kapitel dem adenoid-zystischem Karzinom der Kopf-
Halsregion gewidmet.

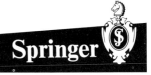

Springer